Dr. med. Hermann Geesing
Dr. med. Irmgard Niestroj

Fasten zu jeder Jahreszeit

Dr. med. Hermann Geesing
Dr. med. Irmgard Niestroj

Fasten zu jeder Jahreszeit

HERBIG
Gesundheitsratgeber

Besuchen Sie uns im Internet unter
http://www.herbig-verlag.de

5. komplett aktualisierte und neubearbeitete Auflage 2004

Umschlag: Wolfgang Heinzel
Herstellung und Satz: VerlagsService Dr. Helmut Neuberger
& Karl Schaumann GmbH, Heimstetten
Gesetzt aus der 10,5/13,5 Punkt Optima
Druck und Binden: Jos. C. Huber GmbH, Garching-Hochbrück
Printed in Germany
ISBN 3-7766-2406-X

Inhalt

Zu diesem Buch

Millionen Menschen fragen sich in unseren Tagen wenigstens einmal im Jahr – besonders nach den kalorienreichen Weihnachtstagen –, häufig sogar zwei- oder dreimal, mit welcher Diät sie am schnellsten und möglichst ohne großen Aufwand ihr Gewicht reduzieren können. Dabei verlassen sich viele auf marktschreierisch aufgemachte Empfehlungen in Zeitschriften und Illustrierten, die meistens auch noch allen ernährungswissenschaftlich gesicherten Erkenntnissen widersprechen. Solche Schlankheits-Diäten, die nichts mit einer gesunden Nahrungsreduzierung zu tun haben, sind großenteils nicht nur nutzlos, sondern ohne ärztliche Anleitung teilweise sogar gefährlich. Sie können krank machen.

Millionen Menschen möchten mithilfe einer Diät Gewicht verlieren

Es ist deshalb so wichtig wie nie zuvor, dass sich der Arzt der allgemeinen Lebensumstände seiner Patienten und hier besonders der positiven Beeinflussung der Ernährung widmet. Denn die Zahl der chronisch Kranken, verursacht durch einen ungesunden Lebensstil mit einseitiger Ernährung, Übergewicht, Bewegungsmangel und übermäßigem Stress, nimmt noch immer zu. Eine Umstimmung und damit der erste Schritt in die richtige Richtung ist das jahrtausendealte Heilprinzip des Fastens. Eine Form des Fastens, die in erster Linie nicht allein auf die Gewichtsreduzierung abzielt, sondern die der Wiederherstellung der Gesundheit dient:

Schlankheitsdiäten ohne ärztliche Anleitung können gefährlich sein

Das Heilfasten ist nicht einfach eine Null-Diät

dem Heilfasten. Dabei wird die Ernährung nicht nur reduziert, sondern für eine gewisse Zeit optimal minimiert, natürlich nur unter ärztlicher Führung. Damit ist das Heilfasten nicht einfach eine Null-Diät, sondern, wie Sie in diesem Buch erfahren werden, ein Weg zur Erneuerung von Körper, Geist und Seele, die älteste, einfachste und natürlichste Heilmethode überhaupt. Dass dabei nebenbei auch das Gewicht deutlich reduziert wird, ist oft eine willkommene und begrüßenswerte »Nebenwirkung«.

Als dieses Buch 1987 zum ersten Mal erschien (hier liegt Ihnen eine komplett überarbeitete und aktualisierte Fassung vor), hat es eine überraschend große Resonanz erfahren und nicht nur viele zehntausend begeisterte Leser gefunden, sondern auch Kritiker des Heilfastens auf den Plan gerufen. Inzwischen ist das Heilfasten sehr populär geworden. Gleichzeitig wurde viel Verwirrung gestiftet, da das Heilfasten häufig mit den Komplikationen einer Null-Diät ohne ärztliche Betreuung in Verbindung gebracht wurde. Extreme Alpenwanderungen von Fastenden ohne ärztliche Betreuung – wie berichtet – sind ein verantwortungsloses Spiel mit der Gesundheit. Deshalb sahen wir die Notwendigkeit einer Überarbeitung dieses bewährten Buches mit der Darstellung des korrekt durchgeführten Heilfastens unter fachkundiger ärztlicher Führung – wie es in der Schwarzwald Privatklinik Obertal seit mehr als 30 Jahren durchgeführt wird. Natürlich unter Berücksichtigung unserer jahrelangen Erfahrung und neuer wissenschaftlicher Erkenntnisse.

Heilfasten wird bei uns unter fachkundiger ärztlicher Führung seit mehr als 30 Jahren durchgeführt

Erwarten Sie keine theoretisch-wissenschaftliche Erörterung der komplizierten Stoffwechselvorgänge und auch keine Abhandlung über das ordnende und heilende Eingreifen des Fastens in die biochemischen

Vorgänge im Detail. Dieses Buch ist ein Erfahrungsbericht. Wir sind zu der Überzeugung gelangt, dass das Heilfasten zu den wirkungsvollsten Naturheilmethoden überhaupt gehört und weit mehr ist als eine Therapie gegen Übergewicht und krankhafte Fettsucht. Dieser Eindruck hat sich im Laufe der Jahrzehnte mehr und mehr verstärkt: In vielen Fällen kann der Arzt wirklich nichts Besseres verordnen als eben das Heilfasten – zumal wir heute in der Lage sind, diese uralte Heilmethode mit modernen medizinischen Möglichkeiten der Kontrolle und Therapien zu kombinieren und den Verlauf der Therapie genauestens zu überwachen, auch in Bezug auf seine Auswirkungen auf das Immunsystem. Damit wird dem Patienten das Beste zuteil, was alte und neue Heilkunst bieten: die Erfahrung aus Jahrtausenden und die Errungenschaften der modernen Medizin.

Wir sind zu der Überzeugung gelangt, dass das Heilfasten zu den wirkungsvollsten Naturheilmethoden überhaupt gehört

Das Heilfasten beugt nicht nur vorzeitigen Alterungs- und Verschleißprozessen vor, sondern ist in vielen Fällen sogar in der Lage, im Sinne einer Heilung und »Reparatur« zu wirken und somit dem Patienten das Erlebnis zu vermitteln, wieder gesünder, ja jünger geworden zu sein.

Das Heilfasten ist in vielen Fällen sogar in der Lage, im Sinne einer Heilung und »Reparatur« zu wirken

Dieses Buch wendet sich nicht nur an Übergewichtige, sondern an alle, die sich für ihre Gesundheit selbst verantwortlich fühlen, denen daran gelegen ist, nicht leichtfertig abzuwarten, bis sich eine Krankheit meldet, sondern die bereit sind, vorher etwas zu unternehmen, um die Gesundheit zu erhalten und zu festigen. Es spricht aber auch kranke Menschen an, vor allem chronisch Leidende, die erfahren möchten, ob und wie ihnen das Heilfasten möglicherweise helfen könnte.

Dieses Buch wendet sich nicht nur an Übergewichtige, sondern an alle, die sich für ihre Gesundheit selbst verantwortlich fühlen

Der Leser erfährt, wie das Heilfasten unter sachkundiger ärztlicher Leitung durchgeführt wird, was er dabei

Das Buch zeigt den richtigen Weg zum Fasten – einem wirklichen Gesundbrunnen

zu erwarten hat, wann ein Heilfasten angezeigt sein könnte, was damit zu erreichen ist – und wie schonend, aber nicht minder wirksam im Grunde diese Heilmethode ist. Das Buch zeigt den richtigen Weg zum Fasten – einem wirklichen Gesundbrunnen. Es gibt eine Anleitung für die Zeit nach dem Fasten und damit zur Erhaltung der wiedergewonnenen Aktivität und Spannkraft.

Heilfasten – das ist die Operation ohne Skalpell, feinste, gezielte Mikrochirurgie, vom Körper selbst durchgeführt. Sie verletzt nicht, lässt kein Blut fließen. Sie beseitigt das Schlechte, Kranke, Schädliche – und stärkt und heilt das Gesunde.

Wo könnte die Heilkunst mehr versprechen?

Warum das Fasten heute so wichtig ist

Mehr als zwei Drittel aller Krankheiten gehen in unseren Tagen zurück auf eine falsche, meistens zu üppige Ernährung. Mehr als die Hälfte der Menschen in hochentwickelten Ländern ist übergewichtig. Sie verkürzen damit ihre Lebenserwartung und leiden an Krankheiten, die es in den so genannten schlechten Zeiten kaum oder sogar überhaupt nicht gegeben hat. Das ist alarmierend.

Mehr als zwei Drittel aller Krankheiten gehen in unseren Tagen zurück auf eine falsche, meistens zu üppige Ernährung

Schon vor Jahrtausenden plagten sich die Menschen mit ganz ähnlichen Problemen herum. Die Ärzte zur Zeit der Pharaonen wussten »Der Mensch lebt von einem Viertel seiner Nahrung. Von den restlichen drei Vierteln leben die Ärzte«. Das klingt unglaublich modern – und findet, allerdings mit anderen Schwerpunkten, auch heute noch oft genug seine Bestätigung.

Vor fünftausend Jahren galt wie heute: Wer in einem gewissen Überfluss lebt, und es sich leisten kann, der gerät geradezu automatisch in die Gefahr, zu gut, zu viel und dann auch noch das Falsche zu essen. Nicht, weil er unbeherrscht oder gar süchtig wäre. Auch das kann vorkommen. Es ist aber nicht der Regelfall. Es wäre deshalb auch voreilig und leichtfertig, von Unbeherrschtheit oder gar von Schuld zu sprechen. Die Zusammenhänge sind wesentlich komplizierter. Wir essen nicht nur deshalb zu viel, weil es uns zu gut

Wer in einem gewissen Überfluss lebt, der gerät geradezu automatisch in die Gefahr, zu gut, zu viel und dann auch noch das Falsche zu essen

Wir brauchen heute deutlich weniger Speisen zu uns zu nehmen, weil die körperlichen Anstrengungen auf einen Bruchteil damaliger Muskelleistungen zusammengeschrumpft sind

schmeckt und wir nicht rechtzeitig Messer und Gabel zur Seite legen können. Eine gesunde Ernährung besteht auch nicht im unentwegten Verzichten-Müssen – genau auf die Speisen, die unser Gaumen als besonders köstlich empfindet. Wir essen, weil sich unser Körper mit sehr nachdrücklichen Signalen meldet und Nahrung fordert. Doch diese Signale sind weithin fehlgeleitet oder werden von uns falsch verstanden.

Im Gegensatz zu den alten Ägyptern brauchen wir heute deutlich weniger Speisen zu uns zu nehmen, weil die körperlichen Anstrengungen auf einen Bruchteil damaliger Muskelleistungen zusammengeschrumpft sind. Die große Befreiung in dieser Hinsicht hat aber erst vor etwa hundert Jahren begonnen, als die Maschinen anfingen, uns die schwierigsten Handgriffe abzunehmen. Unser Organismus, seit Jahrmillionen auf Not, Entbehrung, Hunger, schwere Arbeit programmiert, kann sich in der kurzen Zeit auf die leichteren Lebensbedingungen nicht eingestellt haben.

Das wissen vor allem jene Menschen unter uns, die noch die Hungerjahre der ersten Nachkriegszeit miterlebt haben: Unser Körper war nach der schweren Zeit überaus gierig nach Nahrung. In dem Bemühen, einer neuen Hungerperiode gewappnet begegnen zu können, hat er alles, was er bekommen konnte, noch sorgfältiger als sonst gehortet. Die Menschen in unserer Heimat sind dementsprechend in kürzester Zeit aus allen Nähten geplatzt. Und nicht nur jene, die maßlos geschlemmt haben. Nahezu alle. Das war ganz natürlich: So musste ein gesunder Organismus aufgrund der bitteren Erfahrungen in Jahrmillionen reagieren, denn gute und schlechte Zeiten haben pausenlos einander abgewechselt.

Diese Erfahrung steckt noch immer in uns. Nicht unbedingt in unserem Kopf, sondern weit stärker in den Regelzentralen unseres Körpers und in jeder einzelnen unserer vielen Milliarden Körperzellen. Es mag uns noch so gut gehen. Die Angst vor Notzeiten wird unser Körper nicht los. Wir haben sie geerbt und geben sie weiter. Mancher Hunger und mancher Appetit hat sicherlich nur mit dieser unbewussten Angst zu tun. Essen kann aber auch ein Pflaster für die Seele sein. Nicht umsonst sprechen wir von Kummerspeck.

Die Essensmengen sind seit Jahrtausenden in etwa gleich geblieben, der Bedarf an Nahrung dagegen ist drastisch gesunken. Somit entsteht Tag für Tag, Stunde für Stunde ein Ungleichgewicht zwischen Angebot und Verbrauch. Unser Körper hat keine andere Wahl. Er muss das Überangebot irgendwie verkraften. Wer regelmäßig täglich auch nur 100 Kalorien zu viel verspeist, der hat in einem einzigen Jahr 36 500 Kalorien angehäuft. So einfach ist die Rechnung. Gesund ist die Ernährung, bei der Angebot und Bedarf einander entsprechen.

Die Essensmengen sind seit Jahrtausenden in etwa gleich geblieben, der Bedarf an Nahrung dagegen ist drastisch gesunken. Somit entsteht Tag für Tag ein Ungleichgewicht zwischen Angebot und Verbrauch

Der Organismus lernt aus Erfahrung

Wer nun aber in ebenso regelmäßigen Abständen versucht, mit einer Schlankheits-Diät sein Körpergewicht zu reduzieren, der macht genau dieselbe Erfahrung wie die Menschen nach den Weltkriegen: Der Körper, der auf Schmalkost gesetzt wurde, wartet nur auf den Zeitpunkt, in dem er das, was ihm entzogen wurde, so schnell wie möglich wieder zulegen kann. Mit jeder neuen Diät läuft dieser »Wiederholungsprozess« noch schneller ab, weil der Körper »hinzugelernt« hat. Der

Gesund ist die Ernährung, bei der Angebot und Bedarf einander entsprechen

Beim Heilfasten geht es ja in erster Linie nicht um das Schlankwerden, wenngleich dies ein sehr wichtiger Nebeneffekt ist

Organismus aber, der dem mörderischen Spiel zwischen Aufrüsten und Abspecken ausgesetzt ist, leidet schließlich besonders heftig und wird krank. Es wäre tatsächlich sogar besser, sich mit ein paar Pfunden zu viel abzufinden, als dieses Hin und Her mitzumachen. Damit ist aber die Frage nach der großen Bedeutung des Heilfastens noch längst nicht erschöpft. Beim Heilfasten geht es ja in erster Linie nicht um das Schlankwerden, wenngleich dies ein sehr wichtiger Nebeneffekt ist. Nach dem Heilfasten erleben wir entsprechend auch nicht den drastischen »Wiederaufholprozess« des Körpers, weil eben nicht nur gehungert wurde, weil sich der Körper nicht bei karger Kost nach der Fülle gesehnt hat, sondern weil sich der Fastende in seiner Gesamtheit, mit Leib und Seele, in den Wochen der freiwilligen, unbeschwerlichen Enthaltsamkeit erneuert hat – im wahrsten Sinn des Wortes. Er hat im Fasten nicht nur überflüssige Pfunde abgebaut, sondern er wurde »neu eingestellt«.

Denken Sie an Ihr Auto, das in einer General-Inspektion gewartet wird. Der Mechaniker lässt nicht nur verbrauchtes und mit Rückständen verschmutztes Öl ab, er ersetzt nicht nur alt und müde gewordene Teile des Motors, des Getriebes, etwa die Zündkerzen, Filter, verschmorte elektrische Kabel. Er reguliert auch zugleich alle Funktionen. Er stellt die Zündung neu ein, überprüft die Kompression, kontrolliert die elektronischen Steuerungen, die Funktion der Bremsen. Ihr Wagen wird erst freigegeben, wenn er wieder so sicher schnurrt, als wäre er neu.

Beim Heilfasten geschieht Ähnliches. Und darin liegt die große Bedeutung dieser natürlichen Therapie, die auch jedes Tier in freier Wildbahn anwendet, wenn es sich unwohl fühlt und fastet: Durch den nahezu vollständigen Nahrungsverzicht wird der Organismus in die Lage versetzt, eine General-Inspektion vorzunehmen. Er reinigt sich von allem, was überflüssig und krank ist. Er stellt die Funktionen neu ein, damit die Stoffwechselprozesse wieder gesund aufeinander abgestimmt sind. Er kümmert sich dabei nicht nur um die Verdauungsorgane, sondern um alle Organe und Drüsen, um das Immunsystem und das Nervensystem. Nicht zuletzt wird während des Fastens eine Feinabstimmung zwischen Seele, Nervensystem und Organfunktionen vorgenommen. Nichts bleibt außer Acht. Das ist etwas vollkommen anderes als eine Schlankheitskur.

Der Organismus wird in die Lage versetzt, eine General-Inspektion vorzunehmen

Schadstoffe in »leerer« Kost

In unseren Tagen gewinnt diese wunderbare Heilmethode vor allem aus zwei Gründen so enorm an Bedeutung: Zum einen ist unsere Nahrung immer mehr mit Zusatzstoffen versehen, die für den Körper eine große Belastung darstellen. Farb- und Konservierungsstoffe, Rückstände aus der Düngung und der Schädlingsbekämpfung, Schwermetalle und andere Schadstoffe geraten über den Boden, die Pflanzen, die Milch, das Fleisch in unseren Körper und lagern sich dort ab. Schließlich sind unsere Nahrungsmittel auch noch mit Medikamenten, Hormonen und radioaktiven Strahlen belastet. Man könnte angesichts dieser katastrophalen Situation verzweifeln. Glücklicherweise ist unser menschlicher Organismus in der Lage, weit mehr zu verkraften, zu korrigieren und zu eliminieren, als wir ihm überhaupt zutrauen. Nur: Irgendwo ist natürlich eine Grenze.

In unseren Tagen gewinnt diese wunderbare Heilmethode besonders an Bedeutung

Er könnte sich noch sehr viel wirksamer gegen alle Belastungen behaupten, würden wir eine natürliche vitalstoffreiche Kost so auswählen, dass sie auf keinen Fall zu viel Kalorien enthält.

Besondere Belastung unserer Nahrungsmittel

Doch Vitalstoffe fehlen auch heute noch in den häufig von uns ausgewählten denaturierten Lebensmitteln wie Weißmehl, Zucker, geschälter Reis, hitzebehandelter Honig, um nur einige aufzuzählen. Auch Überdüngung ist nicht optimal, da sie zu schnelles Wachstum fördert mit verminderter Aufnahme von Mineralstoffen und unzureichender Produktion von Vitaminen, Enzymen und sekundären Pflanzen-Schutzfaktoren, die nicht nur die Pflanze selbst schützen, sondern auch für uns vielfältigen Nutzen haben. Die übermäßige Belastung der Nahrungsmittel mit Pestiziden, Herbiziden und anderen Schadstoffen gefährdet die Gesundheit. Zusatzstoffe, Farbstoffe, Geschmacksverstärker kaschieren diese Mängel und fördern die falsche Nahrungsauswahl der Verbraucher.

Unser Körper muss weit häufiger als in früheren Zeiten die Möglichkeit finden, sich zu erneuern

Damit gilt mehr als jemals zuvor, dass unser Körper weit häufiger als in früheren Zeiten die Möglichkeit finden muss, sich zu erneuern. Es gibt sicherlich keine Heilmethode, die besser dazu geeignet wäre als das Heilfasten.

Mörderische Lebensweise

Zum anderen – das ist der zweite Grund, der das Heilfasten so wichtig macht – ist unsere Lebensweise mörderisch hektisch geworden. Wir dürfen dabei nicht nur an den übermäßigen Stress denken, der die Heil- und »Aufräumvorgänge« in unserem Körper behindert. Sondern auch an die übertriebene Besorgnis, vielerlei

Ängste, maßlosen Ehrgeiz, nicht zuletzt die Überfülle von Eindrücken und Erlebnissen, die pausenlos auf uns eintrommeln, Gemütsregungen auslösen und damit ganz direkt auf die Körperfunktionen einwirken. Man muss sich wundern, dass es nicht noch viel mehr ernsthaft kranke Menschen gibt. Denn wir bringen mit dieser Lebensweise nicht nur die Verdauungsarbeiten völlig durcheinander, sondern belasten das Herz und den Kreislauf weit über die Grenzen des Erträglichen hinaus. Wir legen zugleich auch unser Immunsystem lahm, so dass es nicht mehr dazu kommt, seine vielfältigen Funktionen durchzuführen. Die Folgen sind akute Infektionen, mit der Zeit dann aber auch chronische Leiden.

Unsere Lebensweise ist sehr belastend

Treffen nun übermäßige Ernährung, mangelnde Bewegung und übermäßige Stressbelastungen zusammen, was heute tatsächlich weithin der Fall ist, dann wird ein Teufelskreis in Gang gesetzt, der dann kaum mehr zu stoppen ist. Genau in diesem Kreis aber werden wir alle mehr oder weniger heftig herumgewirbelt. Mit irgendwelchen Maßnahmen so nebenbei, mit ein paar Pillen hier und einer gelegentlichen Therapie dort, ist ihm nicht beizukommen. Heraus findet nur, wer bereit ist, beherzt vom Karussell herunterzuspringen, um innezuhalten. Das bedeutet aber: Zu dem ganzen Wirbel der beruflichen und privaten Sorgen muss Abstand gefunden werden. Wer Heilfasten will, der muss für wenigstens drei Wochen »aussteigen«. Seele, Geist und Körper müssen gleicherweise entlastet werden, damit Besinnung einkehren kann.

Wer Heilfasten will, der muss für wenigstens drei Wochen »aussteigen«

Das ist auch der Grund dafür, warum man nicht zu Hause neben der Arbeit, nicht in gewohnter, belastender Umgebung fasten soll: Es würde wenig nützen,

Wer sich drei Wochen lang einer Heilfasten-Therapie unterzogen hat, kehrt mit einer völlig neuen Einstellung zurück

wollte man nur dem Körper die Nahrung entziehen. Ebenso frei gemacht werden muss der Kopf. Und ebenso Ruhe finden muss die Seele, damit gleichzeitig die zermürbenden Konflikte einer Lösung zugeführt werden können und die Lebensweise auf gesund umgestellt wird. Wer sich drei Wochen lang einer Heilfasten-Therapie unterzogen hat, kehrt mit einer völlig neuen Einstellung zum Alltag und zum Essen nach Hause zurück. Mit mehr Sorgfalt für sich selbst, einem verfeinerten Geschmacksempfinden.

Er hat aber zugleich eine neue Einstellung gefunden zu seiner Familie, zu seinem Beruf, zu Pflichten und Aufgaben. Angehörige versichern uns Ärzten immer wieder: »Unglaublich, aber in den wenigen Tagen ist unser Vater ein völlig neuer Mensch geworden.« Oder auch: »Wir erkennen unsere Tochter nicht wieder. Sie ist ausgeglichen und heiter, als gäbe es überhaupt keine Probleme mehr.«

Das ist das eigentliche Geheimnis des Heilfastens: Die Therapie wirkt nicht nur auf das eine oder andere Organ

Das ist das eigentliche Geheimnis des Heilfastens: Die Therapie wirkt nicht nur auf das eine oder andere Organ, auf bestimmte Körperfunktionen oder auch auf den Organismus insgesamt. Der ganze Mensch mit Körper, Geist und Seele steht auf dem Prüfstand. Wenn er heimkehrt, ist er rundum erholt. Er stürzt sich nicht mehr in sinnlose Aktivitäten und rennt nicht mehr kopflos Nichtigkeiten nach. Er lässt sich nicht mehr so leicht aus der Bahn werfen, sondern ist stabil geworden. In jeglicher Beziehung.

Das Heilfasten ist die Ganzheits-Therapie schlechthin

Das Heilfasten ist die Ganzheits-Therapie schlechthin. Sie wäre selbst dann sinnvoll und wünschenswert, wenn es die modernen Belastungen nicht gäbe, wenn wir uns vernünftig und maßvoll ernähren und auf gesunde Weise Stress abbauen würden. Der Mensch braucht Momente der Entlastung, damit er sich über den Sinn des Lebens, über die Richtung seiner Ziele, über die Art seiner Lebensgestaltung klar wird – und immer wieder eine Chance bekommt, ganz von vorne zu beginnen. In voller, lebendiger Gesundheit.

Die älteste und natürlichste Heilmethode

Seit vielen Jahrtausenden schreiben ziemlich alle Religionen der Welt ihren Gläubigen mehr oder weniger strenge Fastenzeiten vor

»Wer aus freien Stücken Gutes tut, dem soll Gutes werden. Dass ihr fastet, ist für euch selbst bekömmlich, wenn ihr es begreift ...« (Koran 2,180)
Ob der Prophet Mohammed mit diesen weisen Sätzen jemals richtig verstanden wurde?
Seit vielen Jahrtausenden schreiben ziemlich alle Religionen der Welt ihren Gläubigen mehr oder weniger strenge Fastenzeiten vor. Der junge Indianer, der sich den Initiationsriten unterwarf, um damit in seinen Stamm aufgenommen zu werden, musste ebenso fasten wie ein Buddhist, der Eintritt in ein Kloster erbat. Schon die Ägypter zu Zeiten der Pharaonen hatten ihre festgesetzten Fastentage vor Festen. Bei besonderen Anlässen fasteten sie sehr streng bis zu 42 Tagen. Manche Völker, dazu gehörten Perser und Juden, ließen sogar ihre Soldaten vor großen Schlachten fasten. Die Taufkandidaten der jungen Christenheit fasteten, bevor sie in die Kirche aufgenommen wurden. Seit Anfang des 7. Jahrhunderts musste die Fastenzeit zwischen Aschermittwoch und Ostern überaus strikt eingehalten werden.

Wollten die Kirchen immer wieder nur ihre Macht demonstrieren?

Warum das alles? Wollten die Kirchen immer wieder nur ihre Macht demonstrieren? Waren hier Sadisten am Werk, die alles daransetzten, den kleinen Mann so richtig zu schikanieren? War das Fasten sozusagen ein Mittel zum Training, zur Stärkung des Willens: Du musst lernen, verzichten zu können? Oder was steckte ursprünglich wirklich dahinter?

Vom Mitleidheischen zur Therapie

Im Alten Testament wird uns im Buch des Propheten Sacharja ein interessanter Einblick in solche Fragen gegeben. Wenn die alten Juden fasteten, dann war das für sie kein Willenstraining und kein Heilversuch, sondern ein Akt absoluter Demut vor ihrem Gott: Wenn sie auf irgendeine Weise Verfehlungen begangen hatten, wenn sie vom Unglück heimgesucht wurden, was für sie gar der Beweis für eine Versündigung war, dann zerrissen sie ihre Kleider, schoren sich die Haare vom Kopf, streuten Asche über ihr Haupt und warfen sich laut weinend und voller Verzweiflung in den Straßenstaub. Mit diesem Bild unüberbietbarer Armseligkeit hofften sie, bei Gott Mitleid erwecken zu können.

Wenn die alten Juden fasteten, dann war das für sie kein Willenstraining und kein Heilversuch, sondern ein Akt absoluter Demut vor ihrem Gott

Eigentliche Fastenzeiten über Tage und Wochen sind erst während der babylonischen Gefangenschaft (597–538) als Sühne und Opfer festgesetzt worden.

Nun erzählt der Prophet Sacharja: Nachdem die Juden in ihr Land heimgekehrt waren und sich daranmachten, Jerusalem und den Tempel wiederaufzubauen, tauchte die Frage auf: Wie ist das nun mit den Fastenzeiten? Soll ich weiterhin im fünften Monat weinen und enthaltsam sein, wie ich es so viele Jahre getan habe? Sacharja bekam von Gott den Auftrag, seinem Volk zu sagen: »Ihr habt gefastet und Klage abgehalten im fünften und im siebten Monat, und das siebzig Jahre lang, aber bin ich es, für den ihr so streng gefastet habt? Und wenn ihr esst und trinkt, esst ihr dann nicht für euch und trinkt ihr nicht für euch?« (Sacharja, 7,5 ff.) Und es folgt der Hinweis, wer anderen etwas Gutes zukommen lassen will, der soll gerecht sein, Erbarmen zeigen, Witwen und Kinder nicht unterdrücken und in seinem Herzen gegen keinen etwas Böses planen. Erstaunlich, nicht? Zumindest die Art des Fastens, wie sie damals im Vorderen Orient gebräuchlich war, scheint bei Gott nicht gerade in hohem Ansehen gestanden zu haben. Er lehnte sie ab. Ebenso sagte später Jesus: »Wenn ihr fastet, macht kein finsteres Gesicht wie die Heuchler. Sie geben sich ein trübseliges Aussehen, damit die Leute merken, dass sie fasten. Amen, Amen, ich sage euch: Sie habe ihren Lohn bereits erhalten. Du aber salbe dein Haar, wenn du fastest, und wasche dein Gesicht, damit die Leute nicht merken, dass du fastest.« (Matthäus 6,16 ff.) Damit ist aber bereits das Wichtigste über das rechte Fasten gesagt:

Das Wichtigste über das rechte Fasten

Fasten darf kein Mitleidheischen sein, in erster Linie auch kein Opfer, eher schon eine Form des Willenstrainings. Der eigentliche Wert des Fastens liegt aber seit jeher in seiner Heilkraft. Fasten ist die älteste natürlichste Heilmethode. Es macht nicht schwach und erbärmlich, sondern im Gegenteil stark und gesund. Es schenkt neue Lebenskraft und neuen Lebensmut. Wer fastet, der tut sich selbst etwas besonders Gutes.

Fasten sollte verbunden sein mit einer durch und durch positiven Einstellung, mit Freude und Heiterkeit

Fasten hat nur einen Sinn und kann nur segensreich werden, wenn es eben nicht mit düsterer, verbiesterter Miene, mit Klagen und Jammern verbunden ist, sondern mit einer durch und durch positiven Einstellung, mit Freude und Heiterkeit. In diesem Sinne haben sich die ganz Großen der Weltgeschichte vor ihrem eigentlich großen Auftritt durch Fasten vorbereitet: Sie suchten die Abgeschiedenheit, verzichteten auf jegliche Nahrung, weil sie wussten, dass sie damit außergewöhnliche Konzentrationsfähigkeit, Klarheit der Gedanken, besondere Tiefe der Überlegungen und Frische der Körperkräfte erreichen können.

Fastenberichte aus der Bibel

Um nur zwei Beispiele zu nennen: Gott verkündete in der steinigen Bergeinsamkeit des Horeb Moses die Zehn Gebote. »Moses blieb dort beim Herrn vierzig Tage und vierzig Nächte. Er aß kein Brot und trank kein Wasser. Er schrieb die Worte des Bundes, die Zehn Gebote auf Tafeln« (Exodus 34,28).

In gleicher Weise zog sich Jesus vor seinem ersten öffentlichen Auftritt, vor der Verkündigung des Evangeliums, in die Wüste zurück: »Dann wurde Jesus vom Geist in die Wüste geführt. Dort sollte er vom Teufel in Versuchung geführt werden. Als er vierzig Tage und vierzig Nächte gefastet hatte, bekam er Hunger. Da trat der Versucher an ihn heran …« (Matthäus 4,1 ff.)

Als »Fastenerfahrene« können wir zu den beiden biblischen Berichten, die man gerne als »Märchen« abgetan hat, nur sagen: Selbstverständlich ist Moses nicht 40 Tage ohne Wasser ausgekommen. Ohne feste Nahrung kann der Mensch so lange – und noch viel länger – leben, aber nicht ohne Wasser. Trotzdem kann die Schilderung den Tatsachen entsprechen. Es ist anzunehmen, dass Moses zwar kein Brot und kein Wasser zu sich genommen hat, dafür aber Früchte, Beeren, Kräuter, Wurzeln verspeiste, die den Flüssigkeitsbedarf deckten. So tun es auch manche Tiere, die in der wasserlosen Wüste leben.

Beide Bibelstellen zeigen sehr deutlich, dass das Fasten eben sehr viel mehr ist als der völlige Verzicht auf Speisen. Es kommt der Rückzug in die Wüste hinzu, die Absonderung vom normalen Alltag, von den vertrauten Menschen, von der sonst üblichen Geschäftigkeit. Der Fastende lebt in der Einsamkeit, die keine Zerstreuung, keine Ablenkung, keine »Unterhaltung« bietet. Im Grunde existiert um ihn herum nichts mehr. Er ist mit sich allein. Und genau darauf kommt es an. Das zeigen die Ergebnisse: Moses hat in der Felsenöde des Berges Sinai die Zehn Gebote, das Gesetz aufgeschrieben, das eine neue Qualität des Zusammenlebens ermöglichte. Jesus verkündete in der Wüste sein Gebot der Liebe, die Bergpredigt. Erst nach dem Fasten trat er öffentlich als Messias auf.

Was wir in geschichtlichen Quellen über das Fasten erfahren

Ein berühmter griechischer Arzt am römischen Kaiserhof, Galenos (130–205), hat vor 2000 Jahren schon eine medizinische Erklärung für die Notwendigkeit des Heilfastens zu geben versucht. Er sagte: »Die Seele wird durch zu viel Blut und Fett erstickt und ist dann nicht fähig, göttliche und himmlische Dinge einzusehen und zu beurteilen.«

Der Kirchenvater Athanasius (295–373), einer der Väter des christlichen Mönchtums, sprach zweifellos aus eigener Erfahrung: »Das Fasten heilt die Krankheiten, trocknet die überschüssigen Säfte im Körper aus, vertreibt die bösen Geister, verscheucht verkehrte Gedanken, gibt dem Geist größere Klarheit, macht das Herz rein, heiligt den Leib und führt schließlich den Menschen vor den Thron Gottes. Glaube nicht, ich hätte das ohne Überlegung gesagt. Im Evangelium hast du einen Beweis dafür aus dem Mund des Heilandes. Als die Jünger ihn fragten, wie die unreinen Geister ausgetrieben werden, antwortete der Herr: Diese Art wird nur ausgetrieben durch Gebet und Fasten. Wer also von einem unreinen Geist geplagt wird und, sobald er es merkt, sogleich dieses Heilmittel, das Fasten, anwendet, von dem wird der böse Geist sofort fliehen aus Furcht vor der Kraft des Fastens.«

Wie immer man zu solchen Aussagen und Vorstellungen stehen mag: Sie machen allesamt deutlich, und das allein ist wichtig, dass Fasten schon immer als Heilmethode und als Möglichkeit zur Steigerung der eigenen Kräfte verstanden wurde. Das war in der Bibel so, im Koran, in buddhistischen Schriften: Fasten macht frei. Im Fasten entfalten sich erst die schönsten Talente. Durch das Fasten kann ein kranker Mensch wieder gesund werden, angelehnt an den verstorbenen Psychoanalytiker Karlfried Graf Dürckheim könnte man auch hier sagen: mit seinem Körper, den er hat, mit seinem Leib, der er ist.

Fasten wurde schon immer als Heilmethode und als Möglichkeit zur Steigerung der eigenen Kräfte verstanden

Durch Jahrtausende hindurch ist das so verstanden worden. Vor allem im Mittelalter haben Kirchen und Ärzte gleichermaßen auf die große Bedeutung des Fastens hingewiesen. Paracelsus beispielsweise empfahl immer wieder den monatlichen Fastentag, an dem nichts anderes gegessen werden sollte als zwei, drei Äpfel, nichts getrunken außer frischem Quellwasser. Solche »Reinigungskuren« wurden aber keineswegs nur den zu dicken Menschen oder den gesunden, zu üppig lebenden empfohlen, sondern ganz speziell auch Kranken. Mit dem Heraufdämmern der Neuzeit, mit dem Aufkommen moderner Naturwissenschaften und dem Verlust der Gläubigkeit gingen die Kirchen dazu über, die Fastengesetze mehr und mehr zu lockern. Dies geschah wohl nicht zuletzt deswegen, weil man den eigentlichen Sinn des Fastens nicht mehr sehen wollte.

»Reinigungskuren« wurden ganz speziell auch Kranken empfohlen

Die Wiederentdeckung der Heilkraft Fasten

Genau zu diesem Zeitpunkt, ziemlich exakt vor hundert Jahren, als das Fasten als religiöses Gebot der Aufweichung verfiel, entdeckten die Ärzte die Heilkraft des Fastens ganz neu. Und das eigentlich mehr oder weniger zufällig. Zugleich wurde aber ohne Zweifel dabei auch ein Protest gegen die damalige offizielle »Schulmedizin« deutlich, die in gewisser Euphorie glaubte, es wäre dank rationell naturwissenschaftlicher Methoden nun alles in der Medizin »machbar« geworden. Selbstverständlich konnte jene neue Medizin wunderbare Erfolge verbuchen. Niemand will das bestreiten oder schmälern. Letztlich aber hat sie doch, bis in unsere Tage hinein, den wichtigsten Punkt der Heilkunst völlig übersehen: die körpereigenen Heilkräfte.

Der wichtigste Punkt der Heilkunst wird oft völlig übersehen: die körpereigenen Heilkräfte

Der amerikanische Arzt Dr. E.H. Dewey aus Meadvil Pennsylvania behandelte ein junges Mädchen. Es litt an infektiösen Verdauungsstörungen – und bekam nun auch noch Typhus dazu. Der Fall schien hoffnungslos, denn die Patientin musste sofort und sehr heftig alles erbrechen, was man ihr zum Essen reichte. Nur winzige Mengen Wasser behielt sie bei sich.

Da kam Dr. Dewey auf eine zunächst höchst sonderbar anmutende Idee: Er beschloss, das Mädchen sich seinen Selbstheilungskräften zu überlassen, natürlich unter seiner ärztlichen Kontrolle. Damit gab er es natürlich nicht auf. Er sagte sich ganz einfach: Der Körper muss sich selbst helfen. Er kann es. Und das »Wunder« geschah: Obwohl das Mädchen keinen Bissen mehr aß – 35 Tage lang nicht! –, wurde es täglich kräftiger – und schließlich völlig gesund. Es hat in dieser Zeit nur von Wasser gelebt.

Schwerkrankes Mädchen wird durch Fasten gesund

Dr. Dewey schilderte das so: »Als ich von Tag zu Tag merkte, dass sich das Befinden meiner kleinen Patientin besserte, war ich darüber so erstaunt, dass ich sofort beschloss, es ruhig fortdauern zu lassen und alles der Natur anheimzustellen. Und so ging es weiter bis zum 35. Tag, an dem nicht der Sarg, sondern etwas zu essen bestellt wurde. Und damit war das Ende der Krankheit erreicht. Puls und Temperatur waren normal, und die Zunge war so rein wie die eines Säuglings!«

Diese Heilung mittels Heilfasten ereignete sich im Jahre 1878. Sie wurde als Riesensensation empfunden, hatte man doch mittlerweile das Fasten als Heilmethode völlig vergessen. Außerdem galt damals entsprechend den Erfahrungen mit Menschen, die verhungert waren, als wissenschaftlich gesichert, dass niemand über Wochen ganz ohne Nahrung leben könnte. Die Erzählungen über 40-tägiges Fasten in der Bibel hielt man, wie bereits erwähnt, für ein Märchen.

Verhalten der Nahrungsverweigerung wegen Appetitlosigkeit – natürliche erste Eigen-Therapie infolge einer Krankheit

Und doch ist dieses Verhalten der Nahrungsverweigerung wegen Appetitlosigkeit als natürliche erste Eigen-Therapie infolge einer Krankheit noch heute bei primitiven Völkern üblich. Im Tierreich ist »Fasten« ebenfalls weit verbreitet; beispielsweise fällt ein krankes Tier durch Nahrungsverweigerung auf.

Zwei Jahre nach Dr. Deweys Erfolg mit dem typhuskranken Mädchen erklärte sich sein Kollege Dr. Tanner bereit, unter Aufsicht eines Ärztekollegiums im United States Medical College 40 Tage lang auf jede Nahrung zu verzichten, um damit den Beweis zu erbringen, dass ein absolutes Fasten über vier, fünf Wochen völlig ungefährlich sei. Die Zeitungen der ganzen Welt berichteten seinerzeit so ausführlich über dieses aufregend spannende »medizinische Experiment«, dass so gut wie alle Daten über die Fastenkur Dr. Tanners erhalten sind.

Der »hungernde« Arzt Dr. Tanner

Auch deutsche Zeitungen unterrichteten ihre Leser täglich über den Zustand des hungernden Arztes. Sein Fasten begann am 28. Juni 1880, 12 Uhr mittags. Dr. Tanner wog zu diesem Zeitpunkt 71,4 Kilogramm. Er war 1,60 Meter groß, hatte einen Puls von 88, eine Körpertemperatur von 37 Grad. So genau wurde das registriert! In den ersten Wochen verlief alles programmgemäß, Dr. Tanner hielt sich im Krankenzimmer auf, verschaffte sich täglich eine halbe Stunde Bewegung und widmete sich ansonsten wissenschaftlichen Büchern.

Am 25. Fastentag aber trat eine bedrohliche Wende ein. Dr. Tanner wurde reizbar und begann, über Übelkeit zu klagen. Er musste Galle erbrechen und fühlte sich recht elend. Es sah aus, als müsste das Experiment abgebrochen werden. Doch Dr. Tanner ersetzte das normale Trinkwasser durch Mineralwasser und erholte sich wieder. Er hielt die 40 Tage durch, nahm dabei 16,3 Kilogramm Gewicht ab – und heilte so nebenbei eine Verdauungsstörung.

Das Thema Heilfasten war plötzlich wieder aktuell

Damit war das Thema Heilfasten wieder aktuell. Und jetzt machten sich Ärzte in aller Welt daran, eine Systematik in das Fasten zu bringen, aus dem Fasten eine anwendbare praktische Therapie zu machen. Dabei haben sich vor allem deutsche Mediziner hervorgetan: 1901 erschien das Buch des bayerischen Arztes Dr. Adolf Mayer: »Hungerkuren – Wunderkuren«. Wenig später überraschte der Freiburger Arzt Dr. Gustav Riedlin mit überzeugenden Heilfasten-Erfolgen. Er war es auch, der den Begriff geprägt hat: Fasten ist die Operation ohne Messer. Wie richtig diese Aussage tatsächlich ist, darauf wird später noch eingegangen.

Vor allem deutsche Mediziner versuchten aus dem Fasten eine anwendbare praktische Therapie zu machen

Extreme wurden sogar von Universitäts-Professoren postuliert, wie in den »Wissenschaftlichen Grundlagen der Hunger- und Durstkuren« – 1930 in Leipzig erschienen von Professor Dr. Hans Günther.

Eigentlich müsste noch gut ein halbes Dutzend weiterer Namen genannt werden – Ärzte, die zu den Pionieren des Fastens und mehr und mehr eines sinnvollen Heilfastens wurden. Meistens waren es Praktiker, Männer, die gewissenhaft und sorgfältig Fakten sammelten, die ihre Patienten sehr genau kannten und mit großer Sachkenntnis und mit viel innerer Zuwendung zu führen verstanden. Sie entwickelten die verschiedensten Fastenmethoden. Beispielsweise die so genannte »Guelpa-Methode«, ein rhythmisches Fasten, verbunden mit reichlichem Gebrauch von Abführmitteln (Glaubersalz). Dieses Fasten wurde nach wenigen Tagen immer wieder für eine Woche unterbrochen, in der gesund und ausreichend gespeist werden durfte. Auch die »Schrothkur« ist in diesem Zusammenhang zu erwähnen.

Verschiedenste Fastenmethoden

Heilfasten nach Geesing

Die erste Anregung für das Heilfasten erhielt ich von Dr. Buchinger senior selbst, einem Arzt, dem die heute übliche Form des Heilfastens zu verdanken ist. Auch er kam nicht aufgrund irgendwelcher theoretischer Überlegungen oder philosophischer Schlussfolgerungen zum Fasten – sondern in ganz persönlicher und praktischer Erfahrung. In seinem Buch »Das Heilfasten« schildert Otto Buchinger sein Hinfinden zum Fasten so: »Von allen natürlichen Heilmitteln hat mir doch bisher den größten Eindruck das Fasten gemacht …« Auch Buchinger ist durch eigenes, schweres Leiden erst zum Fasten und zu neuer Gesundheit gekommen. Bis 1966 leitete er seine Klinik in Bad Pyrmont mit ungezählten Fastenkuren, nachdem er bereits 1918 als 40-Jähriger in Pension geschickt worden war. Er starb 88-jährig 1966. Durch Buchinger wurde ich auf die heilende, erneu-

Dr. Buchinger senior ist die heute übliche Form des Heilfastens zu verdanken

Meine unterschiedlichen Fasten-Erfahrungen mündeten in die von mir entwickelte speziellen »Heilfasten-Therapie nach Geesing«

ernde und stabilisierende Wirkung des Fastens aufmerksam. Auch weitere Fasten-Therapien lernte ich kennen. Ich wurde Meyer-Arzt und führte auch Fastenkuren nach F.X. Meyer durch. In der von mir geleiteten Schwarzwald Privatklinik Obertal mündeten meine langjährigen unterschiedlichen Fasten-Erfahrungen zu der von mir entwickelten speziellen »Heilfasten-Therapie nach Geesing«. Ich habe mein Wissen und meine Erfahrung an die Ärzte der Schwarzwald Privatklinik Obertal weitergegeben. Dabei hatte ich immer den Leitsatz von Hippokrates (Corpus hippocraticum) im Sinn, der richtungsweisend mehr bedeutete als nur fachlich richtiges ärztliches Handeln: »Den größten Wert muss man in der ganzen (Heil-)Kunst darauf legen, dass man den Kranken gesund macht. Kann man ihn auf viele Arten gesund machen, so muss man die am wenigsten umständliche wählen. Denn nichts ist für einen Mann ehrenwerter, nichts der Kunst mehr entsprechend, als wenn er nicht darauf ausgeht, der großen Menge etwas vorzumachen.« Dabei blieb ich bis ins hohe Alter bei meiner Devise: Alle Achtung vor den großen Errungenschaften der modernen Medizin, vor der Unfallchirurgie, vor lebensrettenden Medikamenten wie Antibiotika, Sulfonamiden und modernen Medikamentenentwicklungen, vor Impfungen gegen tödliche Seuchen und vor der beträchtlich verbesserten Erkennung von Krankheiten dank neuer diagnostischer Hilfsmittel. All dies können – und wollen – wir nicht mehr missen. Aber: Nicht zuletzt die Gesundheitsmisere unserer Tage zwingt uns, verstärkt zu den einfachen, »am wenigsten umständlichen« Heilmitteln und Heilmethoden zurückzufinden und mit ihrer Hilfe dafür zu sorgen, dass die »schweren Geschütze« der Medizin, die zwangsläufig mit erheblichen Neben-

Achtung vor den großen Errungenschaften der modernen Medizin …

… aber zurückfinden verstärkt zu den einfachen, »am wenigsten umständlichen« Heilmitteln und Heilmethoden

wirkungen behaftet sind, erst gar nicht notwendig werden.

Das Fasten als Heilmethode ist nach vielen Jahrtausenden der Anwendung nicht überholt – sondern äußerst aktuell. Gerade in einer Zeit, in der keiner mehr weiß, was man überhaupt noch unbedenklich zu sich nehmen darf, was nicht vergiftet, mit Schadstoffen behaftet, nicht strahlenbelastet ist, gerade heute kann man sich selbst nichts Besseres antun als Heilfasten. Eigene Fastenerfahrungen haben dazu geführt, dass ich diese in ein eigenes Fasten-Konzept integrierte. »Fasten nach Geesing« führte ich als Chefarzt in der Schwarzwald Privatklinik Obertal vor über 30 Jahren ein. Noch heute haben die Ärzte dieser Klinik dieselben außergewöhnlichen Heilerfolge, die auch ich verzeichnen konnte.

Das Fasten als Heilmethode ist nach vielen Jahrtausenden der Anwendung nicht überholt

Außergewöhnliche Erfolge mit dem Heilfasten

Beim Heilfasten bleibt der Organismus nicht nur über Tage und Wochen von neuen Belastungen verschont – er findet, wie noch gezeigt wird, endlich Zeit, alte Belastungen abzuwerfen, entstandene Schäden zu reparieren und sich so aufzufrischen, dass er danach neuen Belastungen weit besser gewachsen ist.

Nur ein grundlegendes Missverständnis sei vorab noch beseitigt: Sowenig Heilfasten mit Hungern gleichgesetzt werden darf, so falsch wäre es, diese Naturheilmethode einfach mit der so genannten Null-Diät oder mit anderen Schlankheitskuren in einen Topf zu werfen. Wer beim Heilfasten nur auf die Gewichtsreduzierung abzielen wollte, der würde Sinn und Wert dieser Therapie deutlich verkennen. Selbstverständlich ist es eine feine Sache, dass beim Heilfasten zugleich »abgespeckt« wird. Doch dieser Effekt ist sozusagen nur die »Dreingabe«, nicht das eigentliche Ziel.

Wer beim Heilfasten nur auf die Gewichtsreduzierung abzielen wollte, der würde Sinn und Wert dieser Therapie deutlich verkennen

Zum Heilfasten gehört nicht nur der begleitende, sorgfältig überwachende Arzt mit Erfahrung, sondern auch die richtige, von störenden Einflüssen freie Umgebung

Heilfasten ist keine Möglichkeit der Selbstbehandlung. Wer sich selbst heilen wollte, indem er kurzerhand aufhört zu essen, der würde ein erhebliches Risiko eingehen. Der Schaden, den er davontragen könnte, wäre möglicherweise größer als das ursprüngliche Leiden. Zum Heilfasten gehört nicht nur der begleitende, sorgfältig überwachende Arzt mit Erfahrung, sondern auch die richtige, von störenden Einflüssen freie Umgebung. Auf all das wird später noch ausführlich eingegangen.

Die Null-Diät, ein eher gewaltsamer aggressiver Eingriff, wird unter ärztlicher Kontrolle im Krankenhaus durchgeführt, zum Beispiel bei krankhaft fettsüchtigen Patienten mit schwerer Arthrose vor dem Einsatz eines künstlichen Gelenks. Doch dabei geht es um ein mehr oder weniger gewaltsames »Abspecken«, das auf andere Weise nur aufwendiger zu erreichen wäre. Heilfasten ist als eine Naturheilmethode eine wunderbare Möglichkeit, speziell chronischen Leiden, gegen die es sonst keine Mittel gibt, zu Leibe zu rücken. Dargestellt wird, wie bei uns das Heilfasten durchgeführt wird, wer es in Erwägung ziehen sollte, wann es hilfreich sein kann, wo es nicht in Frage kommt und durch eine andere Therapie ersetzt werden sollte, und vieles dergleichen mehr.

Heilfasten ist als eine Naturheilmethode eine wunderbare Möglichkeit, speziell chronischen Leiden zu Leibe zu rücken

Falls Sie ein Haustier besitzen, wissen Sie selbstverständlich: Wenn es nicht mehr fressen will, dann ist es krank! Damit haben Sie doch wohl die ursprünglichste, natürlichste Heilmethode überhaupt entdeckt: Ihr Tier fastet sich gesund!

Noch einmal der Koran: »Dass ihr fastet, ist für euch selbst bekömmlich, wenn ihr es begreift!« Fasten also, nicht um irgendjemandem zu gefallen, nicht um den Willen zu stärken oder sich selbst zu kasteien, sondern um dem Körper die Möglichkeit zu geben, im völlig unbehinderten Moment seine schönsten Fähigkeiten zu entfalten und damit das Leben wieder lebenswerter zu machen.

Heilfasten – die Operation ohne Messer

Frau Hedy S. leidet seit 12 Jahren unter schwerer Migräne

»Migräne – die Krankheit tötet nicht, aber sie kann das Leben zur schlimmsten Hölle machen!«

So schilderte in ihrem Brief Frau Hedy S., 38 Jahre alt, Lehrerin, verheiratet und Mutter zweier Kinder, ihre Hölle. Seit 12 endlosen Jahren, das entnahmen wir den Zeilen, litt diese geplagte Frau unter höllischen Schmerzen. Und wir wussten, was das heißt: angstvolles, zermürbendes Warten auf die nächste Attacke! Wenn die ersten Anzeichen sich melden, Steigerung der Angst zur Panik. Und dann ist es wieder so weit: Frösteln, Übelkeit, die berühmten »roten Sternchen« beginnen vor den Augen zu tanzen. Und dann schlagen sie zu, die mörderischen Qualen, die so gar nichts mit einem »brummenden Kopf« bei Föhn oder anderen Kopfschmerzen zu tun haben. Es ist ja nicht nur der Kopf, der entsetzlich wehtut. Der ganze Organismus scheint durcheinander. Der Betroffene fühlt sich sterbenselend. Er friert, muss sich vielleicht sogar erbrechen. Und sämtliche Sinne spielen verrückt: Leiseste Töne dröhnen in den Ohren, normales Tageslicht blendet gleißend hell. Deshalb flüchten die Migräne-Patienten in ein verdunkeltes Zimmer. Deshalb darf man sie nicht einmal ansprechen ...

Wahrhaftig, das ist kein »hysterisches Getue verschrobener alter Jungfern«, wie viele weithin immer noch meinen. Das ist ein Leiden, das auch die stärkste Natur mit der Zeit lebensüberdrüssig macht. Und in der Regel bekennen Migräne-Patienten wie Frau Hedy S. auch auf nahezu dieselbe Weise: »Sie in der Klinik sind meine letzte Hoffnung … ich habe schon alles versucht.« Und die Liste der Heilversuche, die diese Patienten aufzählen, spricht von einem Martyrium eigener Art: Schmerzmittel mit immer noch giftigeren Wirkstoffen, Aufenthalt in einer neurologischen Klinik, Akupunktur, Neuraltherapie, Allergietests, vielleicht sogar eine Operation. Vor der operativen Durchtrennung eines Nervenastes in der linken Gesichtshälfte stand Frau Hedy S., als sie uns schrieb: »… und ich habe außerdem eine Unmenge von Medikamenten geschluckt, die meiner Leber nicht gut bekommen sind. Jetzt rät mir ein Neurologe zu einer Operation. Ich soll mir den Trigeminusnerv durchtrennen lassen. Eine Garantie, dass ich durch diesen Eingriff von der Migräne erlöst werde, will mir jedoch niemand geben.«

»Ich habe schon alles versucht – Sie sind meine letzte Rettung«

Ist es nicht verständlich, dass eine Frau, die alle 14 Tage in fürchterlicher Regelmäßigkeit derart geplagt wird, nach Hilfe sucht? Dass sie nach so vielen Misserfolgen dem operativen Eingriff misstraut und sich erkundigt, ob es nicht eine weniger riskante Heilmethode gibt?

Auf der Suche nach einer nicht so riskanten Heilmethode

Denn das weiß sie längst, man hat es ihr immer wieder gesagt: Niemand kann mit Sicherheit sagen, warum manche Menschen so schlimm von Migräne-Attacken heimgesucht werden, welcher organische Fehler oder welche Fehlfunktionen für die Schmerzen verantwortlich sind.

Wie aber soll ein Arzt helfen können, wenn er die Ursachen eines Leidens nicht kennt, bestenfalls weiß, dass es gewisse »Auslöser« für die Attacken gibt? Die Operation hätte die Krankheit nicht beseitigen können. Mit der Durchtrennung der Nerven wäre lediglich die Schmerzleitung unterbrochen worden. Gewiss, das kann gerade bei starken Schmerzen schon viel sein. Doch mit den Schmerzen geht auch der Tastsinn in der betroffenen Gesichtshälfte verloren. Die Haut wird gefühllos, taub. Und wenn der Operierte Pech hat, dann »flickt« der Körper auf geniale Weise den zerschnittenen Nervenast wieder zusammen. Auch das hat man schon erlebt.

Frau Hedy S. suchte Heilung, nicht nur die Schmerzausschaltung

Frau Hedy S. suchte Heilung, nicht nur die Schmerzausschaltung. War es nicht unverantwortlich, einer Patientin Hoffnung zu machen, die schon alles versucht hatte, was sonst bei Migräne im einen oder anderen Fall zu helfen vermag? Und womit durften wir Hoffnung machen?

Aus vielen Jahrzehnten praktischer Erfahrung wussten wir, dass jede Migräne anders ist. Manche haben offensichtlich mit Drüsenfunktionsstörungen, viele mit Störungen der Durchblutung der Hirnhautgefäße zu tun. Nicht selten kommt oder verschwindet eine Migräne beispielsweise mit der ersten Monatsregel eines Mädchens, mit der hormonellen Umstellung während der Schwangerschaft oder mit dem Versiegen der Sexualhormone in den Wechseljahren. Bei vielen Frauen stellen sich Migräne-Attacken so pünktlich ein wie die »kritischen Tage«: kurz davor, kurz danach oder dann, wenn sie am schlimmsten sind.

Jede Migräne ist anders

Für manche Patienten – es sind übrigens nicht nur Frauen, sondern auch immer mehr Männer betroffen – werden bestimmte Nahrungsmittel zum Auslöser, etwa Käse, Schokolade, Zitronen, Orangen, Pökelfleisch, Alkohol, Nikotin. Ja, es kann sogar vorkommen, dass Hunger zum Migräne-Anlass wird. Nicht umsonst sagt man: Jeder Patient hat seine eigene Migräne.

Wie also sollten wir da einem Menschen gegenüber, den wir nicht einmal kannten, ein Versprechen auf Besserung oder gar auf Heilung geben können?

Bei aller Erfahrung waren wir zunächst doch ziemlich ratlos. Und das teilten wir Frau Hedy S. auch mit: »Auch wir können Ihnen nicht versprechen, dass wir Ihnen helfen können. Erst eine gründliche Untersuchung kann klären, welche Therapie sich in Ihrem speziellen Fall empfiehlt …«

Wir schlugen Frau Hedy S. schließlich eine Heilfastenkur vor

Frau Hedy S. kam. Wir schlugen ihr schließlich eine Heilfastenkur vor, und sie war einverstanden, obwohl es dieser Frau mit so vielen bösen Erfahrungen ganz sicher nicht leicht fiel, sich auch nur einigermaßen vorstellen zu können, wie mit Fasten Migräne-Schmerzen bekämpft werden sollten. Der Start musste denn auch prompt verschoben werden, weil ein Migräne-Anfall schon am ersten Tag nach der Ankunft die Patientin zwang, sich ins abgedunkelte, ruhige Zimmer zu legen. Zwei Tage später begannen wir dann mit der Therapie. Frau Hedy S. hatte Normalgewicht, man könnte fast sagen Idealgewicht. Für jeden Außenstehenden musste unser Versuch, mit Fasten der Migräne Herr zu werden, widersinnig erscheinen.

Frau Hedy S. machte tapfer mit. Das Fasten bereitete ihr keine große Mühe

Frau Hedy S. machte tapfer mit. Das Fasten bereitete ihr keine große Mühe. Trotzdem durften wir sie nicht aus den Augen lassen. Die Angst vor einem neuen Anfall, das verkrampfte Warten darauf – »Wann ist es wieder so weit?« – war ihr anzusehen. Auch mit autogenem Training war diesem Angstgefühl nicht beizukommen. Das dauerte über zwei Wochen lang.

Doch dann war der Termin überschritten, zu dem sich die neue Attacke dem üblichen Rhythmus entsprechend hätte einstellen sollen. Frau Hedy S. blieb verschont – ihre Spannung wich mehr und mehr.

Und dann erlebten wir – wie so oft beim Heilfasten – die Veränderung. Aus der Raupe wurde der Schmetterling: Frau Hedy S. war nicht wiederzuerkennen. Sie blühte auf, war plötzlich humorvoll, witzig – und sprühte vor Tatendrang. Nur mit Mühe konnten wir sie davon abhalten, eine Tageswanderung auf die höchsten Berge des Schwarzwaldes zu machen.

Frau Hedy S. war nicht wiederzuerkennen. Sie blühte auf

Als sie uns nach dreieinhalb Wochen wieder verließ, war das Thema Migräne für sie abgehakt. Während der Therapie hatte sie zweieinhalb Kilo eingebüßt. Wie sie uns später schrieb, hatte sich das Gewicht sehr schnell wieder auf ihr Normalgewicht eingependelt. Doch die Migräne war Frau Hedy S. über eine lange Zeit los. Dank eines einmaligen Heilfastens.

Die Migräne war Frau Hedy S. über eine lange Zeit los. Dank eines einmaligen Heilfastens

Doch Jahre später – in der Menopause – meldete sich Frau Hedy S. erneut mit den gleichen Problemen. Man hatte ihr so große Hoffnungen gemacht, dass die heutigen modernen Migräne-Therapien mit so genannten »Triptanen« so viel wirkungsvoller seien als die früheren Migräne-Medikamente. Doch auch diese halfen Frau Hedy S. nicht. Kein Trost für sie, dass nur etwa ein Drittel der Migräne-Patienten auf diese Medikamente nicht anspricht. Die Beschwerden waren die gleichen wie damals, wobei jetzt eine extreme Berührungsempfindlichkeit im Migräneanfall hinzu kam. Diese sehr schmerzhafte Berührungsempfindlichkeit ist meist verbunden mit einem Therapieversagen der »Triptane«.

Das altbewährte Heilfasten half Frau Hedy S. wie schon vor Jahren. Sie war am Ende des Heilfastens, wie sie sagte, »ein neuer Mensch«. Kein Migräneanfall in dieser Zeit.

Zusätzlich nimmt Frau Hedy S. zu Hause auf unsere Empfehlung abends individuell angepasst Magnesium (bei der Entlassung empfahlen wir 300 mg) und das rein pflanzliche Therapeutikum Pestwurz. Auch wenn es ihr, wie sie uns nach 3 Monaten telefonisch berichtete, weiterhin sehr gut geht, hat sie vor, die Heilfasten-Therapie nach einem Jahr zu wiederholen.

Unsere Gesundheit hängt von der Ernährung ab

Um es noch einmal sehr deutlich zu betonen: Solche überwältigende Erfolge gibt es zwar immer wieder – doch gerade bei so schwierig zu behandelnden Krankheiten wie einer Migräne könnte auch der erfahrenste Heilfasten-Arzt nicht von vornherein ein so günstiges Ergebnis garantieren. Es gibt auch Migräne-Formen, die sich mit Heilfasten kaum wesentlich bessern lassen, zumindest nicht in einer einmaligen Behandlung.

Es gibt auch Migräne-Formen, die sich mit Heilfasten kaum wesentlich bessern lassen. Andererseits ist diese Naturheilmethode bei Migräne wohl die eindrucksvollste

Andererseits ist diese Naturheilmethode bei Migräne wohl die eindrucksvollste. Warum? Das ist schnell erklärt: Unser Körper braucht, auch wenn er keine Leistung vollbringt, neben Sauerstoff eine regelmäßige Zufuhr von Betriebs-, Aufbau- und Vitalstoffen.

Die Betriebsstoffe sind nötig zum »Einheizen«, als Energie für vielfältige Stoffwechselprozesse wie auch die Pumpleistung des Herzens. Für jede Muskelbewegung werden zusätzliche »Kraftstoffe« benötigt, die zur Gewinnung von Energie in den Muskeln verbrannt werden. Die Aufbaustoffe braucht der Körper für das Wachstum, für Reparaturarbeiten, für Heilprozesse und zum Aufbau der Körperabwehr. In jeder Sekunde sterben im menschlichen Körper einige Millionen Zellen, müssen allein zwei Millionen rote Blutkörperchen neu »geboren« werden. Das ist wie eine Explosion! Durch

Gifte und Strahlen und andere Einflüsse werden pausenlos Zellen geschädigt, so dass eine blitzschnelle Reparatur nötig wird, um Entartungen zu vermeiden. Um das alles erledigen zu können – und hier sind nur einige der wichtigsten Aufgaben erwähnt, längst nicht alle –, benötigt ein 80 Kilogramm schwerer Mann in Ruhe täglich etwa 64 Gramm Eiweiß, maximal 55 Gramm hochwertige Fette und 300 Gramm Kohlenhydrate – insgesamt ungefähr 2000 Kilokalorien. Je mehr wir uns anstrengen, desto höher ist der Nahrungsbedarf. Erfahrungsgemäß essen wir modernen Bürger zivilisierter Länder grob gerechnet fast doppelt so viel, wie wir wirklich brauchen. Das bedeutet aber: Wir überschütten den Körper mit Brennstoffen und mit Aufbaustoffen und zwingen ihn, mit diesem Überangebot etwas anzustellen. Das einfachste für ihn wäre ja, alles, was er nicht benötigt, wieder kurzerhand abzuschieben und auszuscheiden. Er tut das auch mit wasserlöslichen und unverdaulichen Substanzen. Möglicherweise würde er noch viel mehr davon ausscheiden, wenn es in jedem Leben nicht die eingeprägten Erfahrungen aus Jahrmillionen gäbe. Zu diesen Erfahrungen gehört aber, dass die Ernährung keineswegs immer gesichert ist, dass mit Nahrungsmitteln haushälterisch umgegangen werden muss, dass in Zeiten des Überflusses »Vorräte« für schlechtere Zeiten angelegt werden müssen. Also verwandelt der Körper das, was er nicht braucht, in lagerfähige Fettreserven und platziert diese je nach Typ unterschiedlich. Je nach dem Hauptort der Fettablagerung unterscheiden wir den »Apfeltyp«, der Fett besonders im Bauchbereich speichert (Stammfettsucht) oder den »Birnentyp«, der Fett im Gesäß- und Hüftbereich (Reithosenfettsucht) speichert. Gesundheitsgefährdeter ist der Apfeltyp (häufig

Wir überschütten den Körper mit Brennstoffen und mit Aufbaustoffen und zwingen ihn, mit diesem Überangebot etwas anzustellen

Der Körper verwandelt das, was er nicht braucht, in lagerfähige Fettreserven

Mann mit Bauch) gegenüber dem Birnentyp (häufig Frau mit ausgeprägtem Gesäß und Oberschenkeln). Das Verhältnis der Taille zum Beckenumfang sollte bei Frauen 0.85, bei Männern 1.0 nicht übersteigen. Je höher der Wert, umso höher der Fettanteil im Bauchraum, und umso größer ist das Gesundheitsrisiko.

Früher mussten Reserven angelegt werden, um den harten Arbeitsalltag durchzustehen

Vergessen wir nicht: Noch vor einem Jahrhundert haben beispielsweise unsere Bauern in Winterzeiten auf diese Weise »Energievorräte« im eigenen Körper angelegt, um im nachfolgenden Frühjahr, Sommer und Herbst ausreichend Kraft zu besitzen, den unvorstellbar harten Arbeitstag durchstehen zu können. Liest man alte Schilderungen von Festen unserer Urgroßeltern, ist man immer wieder aufs Neue verblüfft über die gewaltigen Mengen, die sie dabei verspeisen konnten. Ihr Erbe trägt unser Körper aber noch in sich. Auch der verbreitete Drang, gerade in der kalten Jahreszeit, speziell zu Weihnachten alles aufzubieten, bei Tisch mächtig zuzugreifen, ist sicherlich noch ein »Überbleibsel« aus einer Zeit, in der das einfach nötig war.

Der natürliche Verbrauch der zugelegten Reserven in der übermäßigen Körperanstrengung ist weggefallen

Nur: Wir brauchen es halt nicht mehr. Der natürliche Verbrauch der zugelegten Reserven in der übermäßigen Körperanstrengung ist weggefallen. Der Lebensrhythmus hat sich gründlich verändert. Statt des Abbaus der Fettpolster kommen neue Reserven hinzu. Der Organismus steht im Dauerstress, das Überangebot zu verarbeiten, zu lagern, das Blut von der Überfülle freizuhalten. Diese Anstrengung, daran gibt es keinen Zweifel, ist so groß, dass die Lebenserwartung mit jedem weiteren Kilo Übergewicht sinkt, dass tausend gesundheitliche Störungen, Fehlfunktionen, Organüberlastungen sich bemerkbar machen und für vorzeitiges Altern sorgen.

Gute und schlechte »Kostverwerter«

Nahrung wird von verschiedenen Menschen unterschiedlich schnell in Energie umgewandelt

Nun sagt man aber, es gäbe Menschen, die könnten so viel essen, wie sie wollten, ohne jemals dick zu werden. Auch das ist zumindest teilweise richtig. Und auch das mag mit dem Erbe, das wir in uns tragen, zusammenhängen: Unsere Vorfahren mussten sich, um überleben zu können, an das Klima anpassen. Und das ist bekanntlich an jedem Ort unserer Erde anders. Entsprechend war ihr Körper gezwungen, mit der Nahrung anders umzugehen: Der eine brauchte, um nicht zu erfrieren, Fett-Schutzschichten unter der Haut. Der andere benötigte, um riesige Strecken in glühender Hitze zurücklegen zu können, sofort verfügbare Energie und die Fähigkeit, sich durch Schwitzen Kühlung zu verschaffen. Entsprechend richtete sich der Körper des Menschen in der Kälte verstärkt darauf ein, Reserven zu bilden. Der Organismus des Wüstenbewohners dagegen spezialisierte sich eher auf sofortige Umwandlung der gesamten Nahrung in Energie. Mehr oder weniger ausgeprägt mag jeder von uns das eine oder andere Erbe in sich tragen. Manche Menschen stehen schon während des Essens »unter Volldampf«. Sie beginnen, heftig zu schwitzen. Das sind eben jene, die ihre Nahrung gründlicher »verbrennen«, also in Energie umwandeln. Andere schwitzen weit weniger – werden dafür aber rasch rundlicher.

Die »schlechten Kostverwerter«, also jene, die das Essen gründlicher in Energie umwandeln, sind gesundheitlich keineswegs besser dran. Ihr »Lebensmotor« läuft nämlich noch hektischer auf Volltouren. Je höher der Energieumsatz, desto höher die Bildung freier aggressiver Radikale. Dabei kommt es zu erhöhtem Verschleiß, zu vorzeitigen Abnutzungen, aber auch zu sklerotischen Veränderungen der Blutgefäße. Das führt aber wiederum zu einem viel zu raschen Altern, unter ungünstigen Voraussetzungen sogar zum vorzeitigen Tod durch Herzinfarkt oder Schlaganfall. Ohne Zweifel: Solche Gesundheitsrisiken sind in aller Regel kein unvermeidbares Schicksal. Sie lassen sich tatsächlich vermeiden.

Die verhängnisvollen Stressfolgen

Die veränderte moderne Lebensweise verschlimmert das Nahrungsüberangebot noch zusätzlich

Die veränderte moderne Lebensweise verschlimmert das Nahrungsüberangebot noch zusätzlich: Kaum ein Mensch unserer Tage kann sich pausenlosem Stress entziehen. An sich wäre der Stress nichts Übles. Doch wieder zeigt sich, dass wir auf unsere biologische »Geschichte« Rücksicht zu nehmen haben. Wie vor Millionen Jahren reagiert unser Körper auf Angst, vermeintliche Bedrohung, vermutete Gefahr mit einer »Aufrüstung«. Er schüttet, vereinfacht dargestellt, Energielieferanten, nämlich Fette und Zucker, ins Blut, damit die Muskeln bestens versorgt sind und sofort erhöhte Leistungen bringen können. Früher war das überlebensnotwendig: Der Bedrohte musste einen Angriff parieren oder auch der Gefahr entfliehen können.

Stressauslöser

Heute spielt sich der meiste Stress im Büro, im Straßenverkehr, zu Hause in den eigenen vier Wänden ab – und zwar ohne dass Muskelkraft nötig wäre, der vermeintlichen Gefahr zu entkommen: Angst vor dem Chef, die Furcht, einer Aufgabe nicht gewachsen zu sein, Ärger über einen Verkehrsrowdy, Partnerschaftsprobleme werden zum Stressauslöser. Doch die Kraftanstrengung, die nun zur Verbrennung der ange-

Dauerstress ohne natürlichen Abbau der Stressfolgen ist gesundheitsgefährdend

lieferten Kraftstoffe führen sollte, bleibt aus. So muss der Körper nun selbst dafür sorgen, dass Zucker und Fett wieder aus dem Blut verschwinden. Der Zucker wird mit Hilfe von Insulin genutzt. Das kann bei Dauerstress ohne natürlichen Abbau der Stressfolgen zu einer Überbeanspruchung der Bauchspeicheldrüse führen mit vermehrter Insulinproduktion und Neigung zu Unterzuckerung. Langfristig geht die Ansprechbarkeit der Rezeptoren für Insulin zurück mit erhöhten Blut-Zuckerwerten und nach und nach Ausbildung einer Zuckererkrankung (Diabetes mellitus). Zur Harmonisierung der unterschiedlichen Fette im Blut und Entfernung erhöhter Fette aus dem Blut sind komplizierte biochemische Prozesse nötig. Steigt der Fettspiegel im Blut und kommen zusätzlich weitere Risikofaktoren hinzu, werden die Gefäße geschädigt durch Auflagerung und Einlagerung der Fette in die Gefäßwand mit Gefäßverengung. Eine Etappe auf dem Weg zur Arteriosklerose. Die Blutgefäße wachsen langsam zu, werden starr und brüchig. Der Blutdruck erhöht sich. Die Versorgung des Herzens durch diese Blutgefäße (Koronarsklerose) ist nicht mehr ausreichend gewährleistet.

Wie der Körper auf Dauerstress reagieren kann

So ist der Ablauf besonders bei Älteren; bei Jüngeren kommt es eher durch verstopfte Blutgefäße, durch zu dickes Blut und zusammengeklumpte Blutkörperchen (Embolie) zu Mangelversorgung bis hin zum Herzinfarkt.

Im Gehirn kommt es durch verstopfte Blutgefäße (Embolien) und durch Einblutungen bei brüchigen Gefäßen zum Ausfall der betroffenen Hirnregionen, dem Schlaganfall (Apoplex), mit Lähmungen, Sprachstörungen und anderen Ausfällen je nach betroffenem Hirngebiet. Beim Schlaganfall würden diese gravierenden Störungen ohne akute Notfallversorgung und Nachsorge in vielen Fällen nahezu unveränderlich fortbestehen.

Tatsächlich sind viele Krankheiten und Beeinträchtigungen des Befindens das Ergebnis einer ungesunden Lebensweise. Viele Wissenschaftler und Ärzte führen die meisten Gesundheitsstörungen auf starkes Übergewicht, erhöhte Blutfette, einen gestörten Zuckerstoffwechsel, zu wenig Bewegung und zu viel Stress zurück – letztendlich vom Einzelnen beeinflussbare Risikofaktoren. Das ist sicherlich nicht übertrieben. Doch sollte nicht vergessen werden, dass nicht alle Erkrankungen so »relativ leicht« vermieden werden können. Solche Stoffwechselstörungen können dann doppelt und dreifach verhängnisvoll werden, wenn erbliche Faktoren das Krankheitsgeschehen mit beeinflussen und der nicht verarbeitete Stress mit dem Trostpflaster – noch mehr essen – zusammentreffen.

Viele Krankheiten und Beeinträchtigungen des Befindens sind das Ergebnis einer ungesunden Lebensweise

Wenn man das weiß, kann es nicht mehr verwundern, dass viele der so genannten »Wohlstandskrankheiten« in schweren Kriegszeiten kaum bekannt waren und erst in den letzten Jahrzehnten wieder überhandnehmen, nachdem die Nahrungsknappheit überwunden war. Zu solchen Krankheiten gehören vor allem Altersdiabetes, Gicht, aber auch Erkrankungen wie Allergien, Migräne, Asthma, manche Rheuma-Erkrankungen und vor allem Herz-Kreislaufleiden. Umweltbelastungen erhöhen das Krankheitsrisiko zusätzlich.

»Wohlstandskrankheiten«

Es kann demnach nicht genügen, die Speisen sorgfältiger zusammenzustellen und in der Quantität zu begrenzen. Wir müssen, wenn wir gesund sein wollen, unsere Lebenseinstellung verändern. Dabei genügt es nicht, gelegentlich ein wenig Sport zu treiben, ab und zu zu joggen oder auf das Fahrrad zu steigen. Wir müssen allen Anforderungen des Lebens auf veränderte Weise begegnen.

Das überforderte Immunsystem

Fehlernährung und übermäßiger Stress bedeuten für unser Immunsystem eine enorme zusätzliche Belastung

Es kommt nun noch ein ganz wesentlicher Punkt hinzu, der gerade heute immer mehr an Bedeutung gewinnt: Fehlernährung und übermäßiger Stress bedeuten für unser Immunsystem eine enorme zusätzliche Belastung. Jeder von uns hat es schon erfahren: Man ist »erkältet«, hat sich einen Schnupfen, Husten, Halsschmerzen oder gar einen schweren grippalen Infekt eingefangen, obwohl das Wetter eigentlich nicht schuld daran sein kann. Tatsächlich haben die meisten »Erkältungen« auch nichts mit Kälte oder Verkühlung zu tun, sondern resultieren ursprünglich aus zu wenig Schlaf, aus Ärger, Angstzuständen, übermäßigen Anstrengungen, nicht zuletzt aus falscher, meistens übermäßiger, doch unzureichender Ernährung. Besonders anfällig wird man dann, wenn mehrere dieser negativen Faktoren zusammenspielen.

Die Funktionen unseres Körpers sind fein aufeinander abgestimmt

Das ist leicht einzusehen: Die Funktionen unseres Körpers sind fein aufeinander abgestimmt. In jeder gegebenen Situation müssen die nervlichen Steuerungszentralen Prioritäten setzen. Wer üppig gespeist hat, ist automatisch denkfaul, weil das Blut zur Bewältigung der Verdauungsarbeit in den Magen-Darm-Trakt, in die Bauchspeicheldrüse, in Leber und Nieren abgezogen werden musste, so dass die Gehirndurchblutung deutlich vermindert ist. Die Verdauungsarbeit stellt an die körpereigene Abwehr – unser Immunsystem – erhöhte Anforderungen, denn die gelieferte Nahrung muss gründlich auf Krankheitserreger, Gift- und Schadstoffe überprüft werden. Alles, was beim Essen in den Körper gelangt und dort Schäden verursachen könnte, muss möglichst umgehend erkannt und unschädlich gemacht werden. Damit ist es aber vorübergehend auch notwendig, andere Aufgaben der Immunstrategie zu vernachlässigen. Es versteht sich ganz von selbst: Je größer die verzehrten Nahrungsmengen sind und je weniger lebendige, natürliche und schützende Bestandteile sie enthalten, desto schwieriger ist diese Immunarbeit und desto länger dauert die Vernachlässigung anderer wichtiger Aufgaben an.

Je größer die verzehrten Nahrungsmengen sind, desto schwieriger ist die Immunarbeit

Lassen Sie uns dazu nur ein Beispiel anführen, das seiner Bedeutung wegen immer mehr in den Mittelpunkt moderner Forschung gerät: Wenn über die Luftwege, den Verdauungsweg oder durch die Haut Krankheitserreger in den Körper gelangt sind, das heißt, wenn unsere Barrieren gegen die Außenwelt überfordert sind, dann ist es wichtig, dass unser Immunsystem dies sofort erkennt und ihnen die passenden Spezial-Abwehr-Faktoren, bestimmte Abwehrzellen und die so genannten Antikörper, entgegenstellt, um sie zu vernichten. Diese Antikörper koppeln sich an den Eindringling. Dabei entsteht ein unschädliches Gebilde, der so genannte Immunkomplex. Er kann keine Infektion mehr auslösen, doch er ist nach wie vor als »Fremdkörper« im Blut und muss so schnell wie möglich daraus entfernt werden. Der Abbau der Immunkomplexe gehört aber wohl zu den Aufgaben, die vom Immunsystem am häufigsten vernachlässigt werden müssen, weil dringendere Aufgaben vorrangig zu erledigen sind. Diese Arbeit gelingt am besten in Augenblicken der Ruhe, des Schlafs, der Entspannung. Dann kommt das Immunsystem dazu, diese wichtige Arbeit nachzuholen.

Wenn das Immunsystem gestört wird

Mangelhafte »Aufräumarbeit« im Körper

Ähnlich wie die zu üppige Ernährung blockieren auch übermäßiger Stress und seelische Verstimmungen das Immunsystem, so dass es eben leichter und schneller zu Infektionen kommt – aber auch zur mangelhaften »Aufräumarbeit« im Körper, woraus viel schlimmere Krankheiten als eine banale »Grippe« entstehen können. Nämlich regelrechte Fehlleistungen wie schwere Allergien, vielfältige rheumatische Erkrankungen, Gefäßschäden mit den Folgen Herzinfarkt oder Schlaganfall, mangelnder Zellschutz mit möglicherweise auch Krebs. Wenn das Immunsystem nämlich nicht ausreichend dazu kommt, Ordnung zu halten oder doch wenigstens wiederherzustellen, weil dazu die nötige Befreiung von anderen Aufgaben fehlt oder weil die »Werkzeuge« dazu – etwa die richtigen Enzyme – nicht vorhanden sind, dann können auch Immunkomplexe sich wie überflüssige Fett- oder Kalkmengen an den Wänden der Blutgefäße festsetzen. Wenn sie dort von Immunfaktoren entdeckt werden, kommt es aber leicht zu einer »Überreaktion« des Immunsystems mit vermehrter Entzündungsreaktion, wobei nicht nur die Immunkomplexe, sondern auch die betroffenen körpereigenen Gewebe zerstört werden können. Wir haben es dann mit einer autoaggressiven Fehlleistung, beispielsweise bestimmten Rheumaformen zu tun.

Heilfasten – während der ungewöhnlich starken Entlastung wird der Körper in die Lage versetzt, Probleme zu bewältigen, die er sonst nicht hätte meistern können

Jetzt ahnen wir, warum das Heilfasten bei Frau Hedy S. eine so wunderbare Wirkung zeigte: Während der ungewöhnlich starken Entlastung war der Körper in die Lage versetzt, Probleme zu bewältigen, die er sonst nicht hätte meistern können. Er fand plötzlich Zeit und Möglichkeiten, Entgiftungsarbeiten zu leisten und somit die Verursacher der Schmerz-Attacken zu beseitigen.

Was beim Fasten geschieht

Wie reagiert nun ein 50-Jähriger, der normalerweise etwa 10 MJ benötigt – dies entspricht etwa 2400 kcal pro Tag –, wenn er fast überhaupt nichts mehr an Energie- und Aufbaustoffen geliefert bekommt?
Wieder ganz einfach ausgedrückt: Er macht es wie ein Hausbesitzer, dem das Heizmaterial und die Baustoffe ausgegangen sind: Zuerst klaubt er die letzten noch auftreibbaren Reste zusammen, die irgendwo herumliegen. Dann verbrennt er alles, was sowieso als Gerümpel längst hätte weggeschafft werden müssen. Er räumt auf, und zwar sehr gründlich. Erst wenn der Unrat aufgebraucht ist, geht er daran, nützliche Stühle, Tische, Möbel zu verheizen.
Genauso verhält sich der Körper. Das Anpassungsprogramm für ein möglichst langes Überleben ohne ausreichende Nahrung kommt zum Zuge. Kompliziert und daher hier nur anzureißen und nicht im Detail zu erklären. Phantastisch, was unser Körper leistet. Zuerst verbraucht er die schnell verfügbaren Energiereserven, die beispielsweise in der Leber in Form einer Zuckerverbindung »Glykogen« gespeichert sind, erst dann werden auch die Fettspeicher wie auch alle überflüssigen Energie liefernden Ablagerungen genutzt. Er baut die Ablagerungen in den Blutgefäßen ab. Und zwar nicht nur oberflächliche Auflagen, sondern auch versteckte Einlagerungen, die teilweise tief in das Gewebe hineinreichen. Die Blutgefäße werden damit nicht nur gesäubert, reingewaschen; das »gierige« Blut saugt die Fette und minderwertigen Eiweiße auch aus den Wänden, so dass diese wieder elastischer und dehnfähiger werden. Nichts ist gieriger als das Blut eines Fastenden, sagte ein Fastenarzt treffend.

Phantastisch, was unser Körper beim Fasten leistet

Dass Ablagerungen in den Blutgefäßen tatsächlich vorhanden sind, das konnten amerikanische Militärärzte während des Korea- und besonders des Vietnamkrieges bei Älteren nachweisen. Zu ihrem Erschrecken fanden sie aber auch bei vielen gefallenen relativ jungen Soldaten bereits eine Arteriosklerose. So berichteten sie in Ärztezeitschriften.

Ablagerungen in den Blutgefäßen auch schon bei relativ jungen Menschen

Eine Entwicklung, die heute weithin von Ärzten beobachtet wird: Immer häufiger leiden schon relativ junge Menschen um die 30 an massiven Ablagerungen in ihren Blutgefäßen. Das hängt sicherlich mit einer Lebensweise zusammen, die gekennzeichnet ist durch bestimmte Überforderungen und Überlastungen. So weiß man seit einiger Zeit, dass Berufsfußballspieler und vor allem Radrennfahrer weit häufiger und früher als andere an Arteriosklerose in den Beinen erkranken. Für Frauen galt noch bis vor wenigen Jahren, dass sie dank ihrer speziellen Hormonversorgung keinen Herzinfarkt zu befürchten hatten. Inzwischen sind sie dabei, die Männer, im negativen Sinne, einzuholen.

Immer mehr Menschen sind nicht mehr gesund, sondern »kränkeln« oder sind gar ernsthaft krank

Hier zeigen sich bedrohliche Entwicklungen, die uns Ärzten große Sorgen bereiten: Immer mehr Menschen sind nicht mehr gesund, sondern »kränkeln« oder sind gar ernsthaft krank.

Die großen Krankheiten, vor allem die chronischen Leiden, suchen die Menschen zugleich in jüngeren Jahren als früher heim. Einen Großteil der Schuld daran tragen wohl Stressfolgen und das Essen. Unsere Nahrung ist tatsächlich in vielen Fällen belastend, nicht nur durch ein »Zuviel an Fett, Eiweiß und damit Kalorien«, sondern sie wird weithin wertlos durch die ungünstige Auswahl. Ausgelaugte Böden können den Pflanzen nicht mehr ausreichend Mineralien und Spurenelemente mitgeben. Die Reste, die noch vorhanden sind, ziehen wir törichterweise heraus, um die Nahrungsmittel zu verschönen. Zugleich sind die Nahrungsmittel mit Schadstoffen, Pestiziden, Herbiziden u.a. – also für unseren Körper mit »Giften« – belastet. Denken wir nur an den Nitrofen-Skandal. Das alles hilft mit, die Stoffwechselprozesse im Körper massiv zu stören. Auf dieses vielleicht wichtigste Gesundheitsproblem unserer Tage kommen wir noch einmal ausführlich zurück.

Zurück zu den US-Soldaten in Korea und Vietnam. Denn jetzt kommt erst die eigentlich sensationelle Entdeckung: Bei Soldaten, die sich im Dschungel verirrt hatten und die dort verhungert waren, ehe man sie fand, konnte nicht mehr die geringste Spur von einer Arteriosklerose gefunden werden. Ihre Blutgefäße waren so »sauber«, als hätte es in ihnen niemals eine Ablagerung gegeben. Damit war die alte, als gesichert geltende Meinung, Arteriosklerose ließe sich nicht mehr rückgängig machen, widerlegt.

Arteriosklerose lässt sich häufig durch Fasten rückgängig machen

Sie lässt sich rückgängig machen, vorausgesetzt, die Blutgefäße sind nicht bereits zu starren, versteinerten »Röhren« geworden, die nur noch aus Fett und Kalk bestehen.

Das »Zauberheilmittel« aber ist denkbar einfach. Es heißt Fasten. Heilfasten.

Besonders Fettpolster als »Energielieferanten«

Mit den Fettdepots werden auch die Ablagerungen in den Blutgefäßen beim Fasten angegangen. Der Körper lebt sozusagen vom »Eingemachten«. Das setzt eine grundlegende Veränderung der Stoffwechselchemie voraus, wie sie im Fasten vorzufinden ist mit anderen Enzymaktivitäten und Anpassungen. Vor allem unsere »Chemiefabrik«, die Leber, ist gefordert und in der Lage sich angepasst an die Bedürfnisse umzustellen. Der entscheidende Energie liefernde Rohstoff, der ihr zur Verfügung steht, ist in erster Linie das eingelagerte Fett. Aus Fett, Bausteinen der Muskulatur und den Schlacken muss im weiteren Verlauf des Fastens fast alles, was der Körper braucht, in der Leber umgebaut und hergestellt werden. Dort wird aus bestimmten Eiweiß-Bausteinen Zucker gewonnen, der besonders zu Beginn des Fastens für die Hirnleistung unabdingbar ist. Nach längerem Fasten werden auch andere energiereiche Substanzen im Gehirn verwertet. Dies sind die Ketonkörper. Abbauprodukte des Eiweiß, die normalerweise die Schranke zwischen Blut und Gehirn nicht passieren können – aber jetzt für optimale Hirnfunktion sorgen unter der Anpassung im Energiemangel. Alles ist optimal ausgerichtet, um ohne Nahrung lange zu überleben. Alle Anpassungsmechanismen werden optimal gefordert und trainiert. Eine unvorstellbare Leistung! Wollte die chemische Industrie Ähnliches versuchen, würde sie dazu riesige Einrichtungen, enorme Energien und einen großen Aufwand benötigen. Für die Leber stellen solche Prozesse große, aber keine übermäßigen Belastungen dar.

Was beim Fasten im Körper passiert

Trotzdem stellt die Leber diese Arbeit ganz selbstverständlich mit einer gewissen Zeitverzögerung ein, sobald ausreichend Zucker und Eiweiß und Fettstoffe direkt angeboten werden. Wird das Fasten abrupt abgebrochen oder auch nur vorübergehend unterbrochen ohne langsamen Aufbau, das zeigen tausendfache Erfahrungen, wird dieser positive Prozess nicht optimal ablaufen, sondern mobilisierte Fette und Ablagerungen können sich wiederum in den Gefäßen absetzen. Der Heileffekt des Fastens, das Training aller Anpassungsvorgänge ist damit ebenso wie das gewünschte Schlankwerden verfehlt. Die Wirkung der »Entschlackung« und der Säuberung der Blutgefäße kann infolgedessen auch nicht erreicht werden, wenn man die Nahrung nur geringfügig einschränkt. Erst dann, wenn der Körper fast überhaupt keine Nahrung mehr bekommt, holt er sich das, was er dringend braucht, unter Mithilfe der Leber aus den eigenen Reserven.

Erst dann, wenn der Körper fast überhaupt keine Nahrung mehr bekommt, holt er sich das, was er dringend braucht, aus den eigenen Reserven

Zellruinen und Eiterherde als Eiweißquellen

Auf der Suche nach Eiweiß greift der Organismus, dem die Nahrung fehlt, aber auch auf »Abfallhalden«, auf Krankes und Zerstörtes zurück, das er längst hätte wegschaffen müssen, wäre ihm dazu Zeit und Kraft geblieben: Er zerlegt krankhafte Ablagerungen in ihre »Bausteine« und verwendet diese als »Baumaterial«. Das tut er beispielsweise mit getöteten Krankheitserregern, mit den Überresten der weißen Blutkörperchen, die sich im Abwehrkampf geopfert haben, mit Immunkomplexen, den Resten abgestorbener Zellen, mit »Barrikaden«, die er früher um Eiterherde herum errichten musste, um ein Ausbreiten der Krankheit zu verhüten, und die seither gewissermaßen als Narben das Gewebe abriegeln und eine gesunde Versorgung und Entsorgung verhindern. Krankes Gewebe und degenerierte Zellpopulationen, die bei normaler Ernährung stets mit neuer Energie unterhalten werden, verbraucht

Der Organismus zerlegt beim Fasten krankhafte Ablagerungen in ihre »Bausteine«

der Körper unter dem herrschenden »Notregime« sehr schnell. Alles, was aus diesen Schlacken und belastenden Verbindungen genutzt werden kann, wird als »Baustoff« verwendet. Der Rest wird durch die gleichsam erzwungene »Sperrmüllabfuhr« ausgeschieden.

Durch das Fasten werden auch vorhandene körperfremde Stoffe mobilisiert, genutzt oder ausgeschieden

Wichtig ist, dass durch das Fasten auch vorhandene körperfremde Stoffe, nämlich Abbauprodukte von Medikamenten, eingelagerte Schwermetalle und Gifte, Rückstände vom Rauchen sowie unverdauliche Zusatzstoffe der Nahrung u.a. mobilisiert, genutzt oder ausgeschieden werden, wenn die Entschlackung und Ausleitung durch eine optimale Flüssigkeitszufuhr gewährleistet wird.

Während des Fastens findet also tatsächlich eine Gesamtreinigung des Organismus statt, wie sie mit keiner anderen Methode und keinem anderen Mittel so gründlich und so rasch zu erreichen wäre. Es stimmt, was viele Ärzte festgestellt und die Ärzte unserer Klinik immer wieder bestätigt finden: »Das Kranke schwindet, das Gesunde wird gestärkt«.

Man kann beim Heilfasten mit vollem Recht auch von einer Verjüngung sprechen

Insofern kann man beim Heilfasten mit vollem Recht auch von einer Verjüngung sprechen: Der gesäuberte Organismus vermag wieder befreit zu funktionieren – so wie er in jüngeren Zeiten einmal funktionierte. Und das zeigt sich auch im äußeren Erscheinungsbild des Fastenpatienten: Seine Haut ist straffer, frischer. Er fühlt sich schwungvoller und kommt entsprechend elanvoller daher.

Entlastung von der Verdauungsarbeit

Doch das ist immer noch nicht alles. Etwas ganz Wesentliches kommt noch hinzu, auf das schon hingewiesen wurde: Wenn der Körper keine Nahrung bekommt, werden – abgesehen von der Leber und teils der Niere – alle Organe weitgehend entlastet, geschont, so dass sie endlich Zeit finden, sich zu erholen und zu heilen. Dieser unschätzbare Vorteil kommt vor allem den Verdauungsorganen zugute, die sich während des Fastens ausruhen und ausheilen können. Und jetzt verstehen wir auch, warum während des Fastens gewissermaßen nebenbei so viele Verdauungsprobleme behoben werden, etwa Gallenleiden, Verstopfungen, Blähungen, erste Anzeichen eines Diabetes und dergleichen mehr.

Der Körper findet endlich Zeit, sich zu erholen und zu heilen

Jetzt erahnen wir auch, warum sich der Fastende nicht zerschlagen, müde, schwach fühlt oder gar das Bett hüten muss, sondern sich im Gegenteil gleichsam befreit fühlt, warum manch einer am liebsten überhaupt nicht mehr mit dem Essen beginnen möchte. Die Verdauung stellt für den Körper eine Anstrengung dar, die man nicht unterschätzen darf. Und sie wird umso größer, je mehr man verzehrt, je weniger der Körper nach den Mahlzeiten Gelegenheit bekommt, in Ruhe zu verdauen, je stärker die Stoffwechselprozesse durch »Verschlackungen« bereits gestört sind. Wir beginnen auch zu ahnen, warum selbst so schwierige Leiden wie die Migräne von Frau Hedy S. allein durch Fasten geheilt werden können: Beim Fasten bekommt der Körper die Chance, die gesunden, normalen Funktionen, die entgleist waren, wiederherzustellen. Wir wissen es doch: Nur der Körper selbst kann sich heilen. Alle Heilmethoden und Heilmittel können immer nur

Manch ein Fastender möchte am liebsten überhaupt nicht mehr mit dem Essen beginnen

»Handlanger« sein, die Hindernisse aus dem Weg räumen, Stoffe anbieten, die ihm fehlen, den »Heilfunken«, wie Paracelsus sagte, wieder zum kräftigen Heilfeuer entfachen. Die eigentliche Heilarbeit kann nur der Körper selbst leisten. Beim Heilfasten bekommt er dazu eine wunderbare Gelegenheit.

So wird das Heilfasten durchgeführt

»Eigentlich weiß ich überhaupt nicht, was ich hier soll. Ich halte den Aufenthalt hier für völlig überflüssig und bin nur gekommen, weil meine Frau darauf bestanden hat. Sie meint, ich müsste etwas für meine Gesundheit tun. Nun gut. Da bin ich. Sie können über mich verfügen. Doch verlangen Sie von mir keine Verrenkungen, nichts, was Anstrengungen oder Opfer mit sich bringen würde. Machen Sie schnell und schmerzlos, was getan werden muss!«

Recht forsch und selbstbewusst stand der Unternehmer Franz Xaver Th. vor uns, einer jener modernen »Macher«, die sofort zur Sache kommen, die ständig auf dem Sprung sind, vor innerer Unruhe vibrieren, als bestünde das Leben aus einer einzigen Fechtparade. »Versuchen Sie erst gar nicht, mir etwas zu verbieten. Damit hätten Sie sowieso keinen Erfolg.« Von vornherein sollten klare Verhältnisse herrschen, übertrieben scheinende Forderungen des Arztes abgebogen werden.

Einige Patienten wissen, dass ganz dringend etwas getan werden muss, weil ihre Gesundheit ernsthaft bedroht ist. Sie können ihre Angst nur mühsam verbergen

So ähnlich treten uns nicht eben wenige Patienten gegenüber: Sie wissen, dass ganz dringend etwas getan werden muss, weil ihre Gesundheit ernsthaft bedroht ist. Sie können ihre Angst nur mühsam verbergen und tun alles, um ja keine Schwäche zu zeigen. Den Aufenthalt in einem Sanatorium oder gar in einer Klinik halten sie für ein persönliches Versagen: Womöglich wird man hier erst richtig krank? Die ärztliche Diagnose fürchten sie mehr als den Steuerbescheid. Es könnte sich ja herausstellen, dass wirklich etwas nicht in Ordnung ist!

Einige Patienten wollen keine eigenen Leistungen erbringen müssen

Wenn es gar nicht mehr anders geht, dann kommen sie – nicht selten leider viel zu spät –, erwarten aber, dass der Arzt irgendetwas unternimmt, was ihnen selbst möglichst keine Leistung abverlangt, keine Mühen auferlegt. Am liebsten würden viele von ihnen nur morgens einmal kurz vorbeischauen, um sich die Spritze geben zu lassen, und sich dann sofort wieder in den Alltagstrubel stürzen. So, dass kein Außenstehender etwas von der Heilbehandlung bemerkt: »Ich kann es mir nicht leisten, krank zu sein.« Das Auftreten des Unternehmers Franz Xaver Th. war leicht zu durchschauen. Dieser Mann, knapp 50 Jahre alt, hatte Angst. Große Angst.

»Ich kann es mir nicht leisten, krank zu sein«

Und es gab genug Gründe dafür: 116 Kilogramm Körpergewicht bei einer Größe von nicht ganz 1,80 Metern, also rund 20 Prozent zu viel! Er rauchte, wie er mir eingestand, bis zu 40 Zigaretten täglich. Er trank reichlich Alkohol – und zwar meistens recht harte Sachen. Sein Blutdruck war gefährlich hoch: 190/100, der Blutfettspiegel deutlich erhöht.

Eine Fülle von Risikofaktoren für eine koronare Herzerkrankung! In dieser Situation und Verfassung musste der Unternehmer beinahe täglich mit einem Herzinfarkt rechnen. Und das wusste er auch. Es war überflüssig, ihm die Gefahren auszumalen, in denen er schwebte.

Doch die Illusion, man könnte die Risikofaktoren kurzerhand mit einigen Pillen oder Spritzen so nebenbei ausschalten, die mussten wir ihm nehmen. Und es war auch nötig, ihm klar zu machen, dass er selbst, nicht

der Arzt, unbedingt sofort etwas zur Wiederherstellung seiner Gesundheit unternehmen musste. Wir schlugen ihm also Heilfasten vor. Und zwar mindestens drei Wochen, alles in allem rund vier Wochen lang.
Der Unternehmer schaute entgeistert. »Wie? Drei volle Wochen überhaupt nichts essen? Keinen Bissen? Womöglich die ganze Zeit über im Bett liegen? Darf ich wenigstens gelegentlich einen Schluck Whisky trinken? Auch nicht? Aber Rauchen kann ich doch? Das brauchen wir erst gar nicht zu versuchen. Ich habe schon manchen Anlauf gemacht, mir das Rauchen abzugewöhnen. Das schaffe ich nicht. Und hungern kann ich auch nicht. Gibt es nicht doch einen einfacheren Weg? Ich meine, auf das Essen verzichten, das könnte ich doch auch zu Hause. Dazu brauche ich mich nicht für teures Geld in eine Privatklinik zu begeben.«
Franz Xaver Th. wehrte sich, als hätten wir seine Hinrichtung verkündet.

Heilfasten – Franz Xaver Th. wehrte sich, als hätten wir seine Hinrichtung verkündet

»Sie werden das alles viel leichter schaffen, als Sie glauben«, versicherten wir dem verschreckten Mann und versuchten, ihm das Heilfasten zu erklären. Schließlich hatten wir ihn überzeugt. Er war bereit, die »Tortur« über sich ergehen zu lassen, wenn auch widerwillig. Doch die Angst, ernsthaft zu erkranken, war größer als die Angst vor dem Hunger. Wie oft in solchen Fällen erweisen sich die zuerst besonders widerspenstigen Patienten als jene, die dann mit verstärktem Eifer mitmachen. Ihr Ehrgeiz treibt sie an, auch in dieser Situation keine Schwäche zu zeigen. Und die ersten, meistens sehr augenfälligen Erfolge können dann sogar so etwas wie Begeisterung auslösen. Franz Xaver Th. kam in der ersten Woche täglich und jedes Mal mit noch größerem Stolz zur Kontrolluntersuchung, um zu berichten, wie viel er bereits abgenommen hatte und dass es ihm überhaupt nichts ausmache, auf die Zigarette zu verzichten. Gut, er gestand auch ein, dass er am dritten Tag heimlich versucht hatte, wie ein kleiner Schuljunge auf der Toilette zu rauchen. Dabei wurde es ihm aber nur schlecht, so dass das Verlangen nach der Zigarette rasch verschwunden war.

Es gehört zu den Vorteilen des Heilfastens, dass die anfänglichen Erfolge bei der Gewichtsabnahme sehr groß sind

Es gehört zu den Vorteilen des Heilfastens, dass die anfänglichen Erfolge bei der Gewichtsabnahme sehr groß sind: Ein Kilogramm täglich ist in der ersten Fastenwoche die Regel. Das spornt natürlich mächtig an und hilft über manche Anfangsschwierigkeit hinweg. Gerade Patienten mit Herz-Kreislauf-Erkrankungen fühlen sich meistens sehr schnell und stark erleichtert und wohl, wie schon seit langem nicht mehr, weil beim Fasten zunächst viel überflüssiges Wasser aus dem Körper geschwemmt wird. Das entlastet Herz und Kreislauf. In dieser Phase muss der Arzt die erste Euphorie nicht selten sogar etwas dämpfen. Denn er weiß, dass die Erfolge bei der Gewichtsabnahme nicht so gut bleiben werden. Ab der zweiten Woche, wenn es erst richtig an die Schmutzablagerungen und an die Fettdepots geht, zeigt die Waage nur noch die Hälfte der ursprünglichen Reduzierungen. Die Fastenden verlieren also nur noch etwa ein Pfund täglich, teils sogar weniger. Das ist bei nahezu kompletter Enthaltsamkeit manchmal enttäuschend. Doch es ist ein gutes Zeichen für einen optimal angepassten Stoffwechsel, nämlich die in Jahrtausenden angepassten und eingeübten Stoffwechseleinstellungen, um in Notzeiten lange gesund zu überleben.

Die oft so notwendige Heilkrise

Der anfänglichen Begeisterung folgt nicht selten die große Ernüchterung

Der anfänglichen Begeisterung folgt nicht selten die große Ernüchterung. Und es wächst der Verdacht, dass die Heilmethode vielleicht doch nicht so gut ist wie angenommen.
Auch bei Franz Xaver Th. war es so. Er fiel sogar in regelrechte Depressionen. Die Veränderung seiner Stimmung begann damit, dass er schweigsam wurde, in sich gekehrt durch das Haus schlich und der Begegnung mit mir auswich. Auf Fragen und Aufmunterungsversuche reagierte er mürrisch, ja beinahe feindselig. Schließlich erlebte er so etwas wie einen Nervenzusammenbruch. So seltsam es klingen mag: Das sind die Augenblicke, die der Fastenarzt nicht gerade herbeisehnt, aber doch mit Befriedigung registriert, wenn sie erst da sind. Zeigen sie doch, dass mit dem Heilfasten nicht, wie bei so manch anderer Therapie, nur eine gewisse »Gesundheitskosmetik« nach außen hin betrieben wird. Die Leiden werden nicht gefällig übertüncht, sondern der Heilmeister im Körper dringt unaufhaltsam und ganz direkt zu den letzten und eigentlichen Ursachen der gesundheitlichen Störungen vor. Das kann naturgemäß nicht ohne Krise abgehen. Denn in aller Regel besteht die Heilung ja nicht nur in der Beseitigung funktioneller Störungen oder in der Korrektur falscher biochemischer Prozesse, sondern eben darin, den Fehler in der Lebensweise, in der Lebenseinstellung zu finden und auszumerzen. Der Körper muss mit der Krise reagieren – die Seele sich in ihr besinnen. So kann es – wenn auch nur selten – während des Heilfastens schon einmal dazu kommen, dass sich die Symptome eines Leidens zunächst sogar so verstärken, dass sich der Fastende erst

Die Heilkrise

richtig krank fühlt und am liebsten das Heilfasten abbrechen möchte, ehe die Befreiung vom Leiden einsetzt. Und es kann auch zu einer psychischen Krise kommen mit viel Zweifeln, Verstimmungen, Resignation. Mit dem Zwang, intensiver als vielleicht jemals zuvor über sich, über das Leben, über den Sinn des Daseins nachzudenken. In diesem Augenblick muss der Arzt für seinen Patienten da sein, viel Zeit haben und geduldig zuhören können. Dieser psychotherapeutische Aspekt ist ein unverzichtbarer Bestandteil des Heilfastens. Denn wenn der Klärungsprozess nicht zu einem guten Ende gelangt, muss auch die Heilwirkung des Fastens in den Anfängen stecken bleiben.

Franz Xaver Th. ist in eine außergewöhnlich schwierige Krise geraten

Franz Xaver Th. ist in eine außergewöhnlich schwierige Krise dieser Art geraten. An jenem Tag haben wir uns viel Zeit genommen und uns eine volle Stunde miteinander unterhalten. Und abends trafen wir uns noch einmal zu einem intensiven Gespräch, in dem er uns sein Herz ausschüttete. Dieses Gespräch wurde zu einer Art »Generalbeichte«. Der Unternehmer zog die Bilanz seines Lebens: Wozu habe ich mich eigentlich abgerackert? Was habe ich bisher unter Glück und Erfolg verstanden? Warum ist in meinem Privatleben so vieles zerbrochen oder freudlos und belanglos geblieben?

Der Unternehmer zog die Bilanz seines Lebens

Und so weiter. Franz Xaver Th. stand erschüttert vor den Trümmern seiner Ideale, vor den Scherben seiner Hoffnungen und bekannte schließlich: »Wenn ich es recht überlege, habe ich so ziemlich alles falsch gemacht. Ich jagte mit höchstem Einsatz Dingen nach, die es überhaupt nicht wert waren. Und überall dort, wo ich hätte wirklich glücklich werden können, war ich blind, verbohrt, verstockt.« Und nach einer langen

Pause: »Man müsste noch einmal ganz von vorne anfangen können!«

»Worauf warten Sie? Warum fangen Sie nicht damit an, jetzt sofort?«, fragten wir. Der Unternehmer nickte. »Ich tue es. Wenn ich von hier zu meiner Familie und zu meinem Geschäft zurückkehre, wird man mich nicht wiedererkennen.«

»Man müsste noch einmal ganz von vorne anfangen können!«

Die Depressionen unseres Patienten waren nach diesem Tag sehr schnell überwunden. Franz Xaver Th. stand das Heilfasten wacker durch. Er wirkte dabei ruhig, gelöst. Als er uns verließ, hatte er nicht nur sein Normalgewicht erreicht, auch die übrigen Risikofaktoren wie Bluthochdruck, zu hoher Blutfettspiegel und eine erste Andeutung von Diabetes waren weg.

Und der Unternehmer rauchte nicht mehr, jetzt nach der unterstützenden homöopathischen Antiraucher-Therapie. Er war wirklich ein neuer Mensch geworden, der um Jahre jünger aussah. Der nicht länger mit dem ständigen Risiko eines Infarktes lebte. Der entschlossen war, von nun an sinnvoller, glücklicher und damit gesünder zu leben. Wir wissen nicht, ob ihm das auf Anhieb gelungen ist. Doch wir sind fast sicher. Wenn Franz Xaver Th. spürt, dass er erneut eine falsche Richtung eingeschlagen hat, wird er zu uns zurückkehren, um im Heilfasten sein Leben neu auszurichten.

Unser Patient war wirklich ein neuer Mensch geworden, der um Jahre jünger aussah

Es kommt auf die innere Einstellung an

Wir Ärzte der Schwarzwald Privatklinik Obertal haben persönliche Fasten-Erfahrungen. Daher wissen wir, wovon wir sprechen. Wir wissen vor allem, wie unterschiedlich man sich beim Fasten fühlen kann.

Einmal kann es sein, als hätte man alles abgeschüttelt,

was sonst bedrückt und belastet. Ein andermal war man die ganze Zeit über heiter, ja fröhlich gestimmt. Das nächste Mal wurde man von melancholischen Gedanken heimgesucht. Es brauchte eine gewisse Zeit, bis das innere Gleichgewicht wiedergefunden wurde. Einmal fiel man während des Fastens am Abend ganz selbstverständlich und gelöst in traumlosen Schlaf. Ein andermal konnte man trotz großer Müdigkeit kaum einschlafen und wartete vergeblich auf die sonst erfahrene Erleichterung und Befreiung. Einmal verspürte man nahezu grenzenlose Energien und Kräfte. Ein andermal war man nur müde und abgeschlagen.

Nicht nur jeder Mensch erlebt das Heilfasten anders. Auch derselbe Mensch kann sehr unterschiedliche Erfahrungen machen

Nicht nur jeder Mensch erlebt das Heilfasten anders. Auch derselbe Mensch kann sehr unterschiedliche Erfahrungen machen. Oft ist es gar nicht so ganz einfach festzustellen, warum das Heilfasten diesmal so unerwartet anders verläuft. Zu viele äußere Einflüsse spielen mit.

Der wichtigste Faktor scheint allerdings die innere Einstellung zum Fasten zu sein

Der wichtigste Faktor scheint allerdings die innere Einstellung zum Fasten zu sein. Das zeigt der himmelweite Unterschied zwischen dem aufgezwungenen Hungern und dem freiwilligen Fasten. Es ist eine nach wie vor verblüffende Einsicht, die auch nach der Wende zum dritten nachchristlichen Jahrtausend noch viele Rätsel aufgibt: Wenn jemand hungern muss, weil er keine Nahrung mehr auftreiben kann, dann beginnt für ihn schon am dritten, vierten Tag eine unbeschreibliche Qual. Das Hungergefühl wird schmerzhaft und nimmt solche Ausmaße an, dass der Hungernde nur noch an eines denken kann: an Essen! Seine Phantasie gaukelt ihm die leckersten Speisen vor – und zwar so lebhaft, dass er schließlich glaubt, sie wirklich vor sich zu haben. Die Angst, verhungern zu müssen, wird übermächtig, bis sich Wahnvorstellungen einstellen. Schließlich verfällt der Hungernde in einen Dämmerzustand. Er wird rasch schwächer, unfähig, noch etwas zu leisten oder einen klaren Gedanken zu fassen. Schließlich, um den 45. Tag, ist er schwerst geschädigt, völlig entkräftet und stirbt.

Geistige und körperliche Leistungen während des Heilfastens

Völlig anders ist es, wenn jemand freiwillig auf die Nahrung verzichtet und weiß, dass ihm dabei nichts Böses widerfahren kann. Gewiss, zunächst wird auch er vom Hunger geplagt. Und auch er stellt sich vor, wie gut jetzt ein knuspriges Hähnchen oder ein saftiges Steak schmecken müsste. Doch nach etwa drei Tagen ist das in aller Regel vorbei. Und dann fühlt sich der Fastende wohl wie schon lange nicht mehr. Es ist, als hätte man ihm eine schwere Last abgenommen. Die Gedanken beginnen zu wirbeln, sind ungewöhnlich klar und präzise. Es lassen sich Zusammenhänge erfassen, die bislang ein einziges Rätsel waren. Mit Begeisterung liest er plötzlich Bücher, in denen er sonst keine Zeile verstanden hat.

Nach etwa drei Tagen fühlt sich der Fastende wohl wie schon lange nicht mehr

Während der Heilfasten-Therapie werden Romane und wissenschaftliche Abhandlungen von Leuten verfasst, die sich so etwas nie zugetraut hätten. Die Fastenden schreiben Gedichte und beginnen zu komponieren.

Das alles wird möglich, weil nicht nur der befreite Geist sich aufschwingt, sondern sich auch die Körperkräfte als unglaublich stark und ausdauernd erweisen. Allen geht es so. Als sie das Heilfasten noch nicht kannten, hatten sie die falsche Vorstellung, dass man sich beim längeren Fasten entkräftet ins Bett legen müsste, bestenfalls ein paar unsichere Schritte gehen könnte, weil erfahrungsgemäß die miserabel versorgten Muskeln schnell ermüden müssten.

Doch genau das ist nicht der Fall. Unsere Patienten gehen während der Behandlung meistens mehr als je zuvor in ihrem Leben. Fußmärsche von 15, 20 Kilometer am Tag sind keineswegs eine Seltenheit. Und das ohne stärkende »Brotzeit« in der Tasche! Vor allem aber ohne jedes Gefühl, früher oder später vor Schwäche zusammenbrechen zu müssen.

Wer solchen Wanderern begegnet, ist immer wieder erstaunt über ihre Fröhlichkeit. Keine schiefen Mienen, denen die Gewaltanstrengung des Hungerns ins Gesicht geschrieben stünde. Keine miesepetrige Schweigsamkeit. Kein verdrossenes Dahintraben, in den wehmütigen Gedanken an ein köstliches kaltes Bier. Nicht einmal sehnsuchtsvolle Erinnerungen: »Bald dürfen wir wieder so richtig zuschlagen.« Das kann nur nachempfinden, wer es erlebt hat: Fasten bedeutet sehr bald keinen Verzicht, keine Qual, keine Schinderei mehr.

Fasten bedeutet sehr bald keinen Verzicht, keine Qual, keine Schinderei mehr

Der Fastende lebt nicht in ungeduldiger Erwartung des Tages, an dem er endlich wieder alle die Köstlichkeiten einer üppigen Schlemmertafel genießen darf. Er vermisst nichts. Im Gegenteil: Wenn er schon einmal gefastet, das Gefühl der Befreiung miterlebt hat, dann keimt in ihm eher die Angst vor dem Tag, an dem er das Fasten wieder abbrechen, also wieder essen muss. An diesem Tag – er ist nicht selten der schwerste der Heilfasten-Therapie überhaupt – wird nämlich deutlich, wie anstrengend die Verdauung ist. Mit dem Essen kehren Müdigkeit, Trägheit des Geistes und nicht selten auch die Verstimmung der Seele zurück. Viele, die unter fachgerechter ärztlicher Leitung gefastet haben, versicherten: »Am liebsten hätte ich nie wieder etwas zwischen die Zähne gesteckt. Schade, dass man nicht immer in diesem befreiten Zustand leben kann, den das Fasten mit sich bringt.«

Rekorde im freiwilligen Fasten

Den Rekord im freiwilligen Fasten soll ein Schotte halten. Angeblich hat er, man mag es kaum glauben, 270 Tage lang nur von Wasser und Vitaminen gelebt. Eine Hausfrau aus Ulm fastete unter ärztlicher Beobachtung 100 Tage lang und baute dabei 104 Pfund ab! Ein vier Zentner schwerer Arbeiter aus England konnte mit Hilfe des Heilfastens sein Gewicht genau halbieren – in 168 Tagen.

Gewiss, solche Zahlen und Daten sind Ausnahmen, gewissermaßen die Sensationen am Rande, aber keinesfalls ein Versprechen und schon gar keine Aufforderung zur Rekordjagd, um hungernd ins Buch der Rekorde zu kommen. Doch sie zeigen eins, und deshalb wurden sie überhaupt erwähnt: So gegensätzlich in den Auswirkungen kann Hungern sein – je nachdem, ob man dazu gezwungen ist, sich vom Tod bedroht fühlt oder ob man sich ihm freiwillig unterwirft in dem Wissen, dass man damit etwas besonders Heilsames unternimmt.

Es beginnt mit der Loslösung vom Alltag

Wenn die erste gründliche Untersuchung des Patienten nach seiner Ankunft zu dem Ergebnis führt, dass Heilfasten angebracht ist, und wenn dieser Therapie nichts im Wege steht – von den »Kontraindikationen« wird noch zu reden sein –, dann erklärt der Fastenarzt zunächst, was unternommen wird, wie es gemacht wird und warum. Und er macht den Patienten mit den wichtigsten Verhaltensmaßregeln vertraut.

Der Patient muss sich so vollständig wie möglich von seinem Alltag lösen, von seiner gewohnten Umgebung, seinen Pflichten und Berufssorgen. Wie schon erwähnt, müssen wir deshalb jede ambulante Behandlung ablehnen. Sie wäre nicht nur unverantwortlich, weil der Fastenarzt Kontrolle und Betreuungsmöglichkeiten verlöre. Sie müsste auch erfolglos bleiben, weil der Fastende viel zu sehr im üblichen Trott »weiterwursteln« würde, dem Stress und anderen schädlichen Angewohnheiten verhaftet bliebe, so dass er gar nicht zur Besinnung finden könnte. Ganz abgesehen davon, dass es für ihn sehr viel schwieriger würde, das Fasten und alles, was dazugehört, durchzuhalten.

Die wichtigsten Verhaltensregeln beim Fasten

Wir versuchen auch zu unterbinden, dass Fastende von der Klinik aus ihre Geschäfte weiterführen, pausenlos telefonieren oder Korrespondenz erledigen. Das alles wirkt sich überaus störend aus. Selbst private Kontaktaufnahmen sollen so weit wie möglich eingeschränkt werden. Der Patient soll vorübergehend einmal alles, was ihn sonst so sehr beschäftigt, vergessen und Zeit für sich selbst haben.

Sich loslösen vom Alltag ist sehr wichtig

Dieses Loslösen vom Alltag gehört zur Bereitschaft mitzumachen. Wer von der Klinik aus seinen Betrieb per Telefon, Fax, E-Mail oder Kurier weiterführen wollte, würde gegen die Regeln des Heilfastens ebenso verstoßen wie einer, der ins nächste Gasthaus ausreißt, um sich dort heimlich den Bauch voll zu schlagen.

Die Erfahrungen haben uns gelehrt, dass dieses »Abschalten« beinahe schwieriger ist als die Enthaltung von Speisen. Es gibt allerdings Künstler, Schriftsteller – auch Hausfrauen –, die geradezu darauf brennen, endlich einmal in Ruhe etwas leisten zu können, ein Bild zu malen, ein Buch zu schreiben und dergleichen mehr. Das ist selbstverständlich erlaubt – vorausgesetzt, der Schriftsteller muss nicht unter Zeitdruck einen wichtigen Termin einhalten, sondern er schreibt, was ihm Spaß bereitet und auch täglich nur so viel, wie er ohne Stress zu leisten imstande ist.

Der Fastenwillige muss Zeit mitbringen

Der Fastenwillige muss Zeit mitbringen. Es hätte wenig Sinn, die Heilfastentherapie auf eine Woche zu beschränken, weil der Fastende sich nicht länger freimachen kann. Zwei Wochen sind das Mindeste, was einer mitbringen muss. Und auch diese zwei Wochen können bei manchen Krankheiten einfach zu wenig sein. Darauf werden wir bei der Darstellung der verschiedenen Leiden noch zurückkommen. Wer gesund werden will, der darf es nicht eilig haben.

Maßvolle körperliche Betätigung ist sinnvoll

Der Fastende wird dazu ermuntert, täglich an die frische Luft zu gehen und sich maßvoll körperlich zu betätigen, vor allem spazieren zu gehen. Von Gewaltanstrengungen wird allerdings abgeraten. Die Bewegung ist nicht zuletzt deshalb nötig, weil damit der Organismus daran gehindert wird, scheinbar überflüssige Muskeln als Eiweißquelle abzubauen.

Verboten sind Vollbäder mit Temperaturen über 37/38 Grad. Sie könnten den Kreislauf zu stark beanspruchen. Der einzige mir bekannte Fall eines »Fastentodes« traf in Japan einen Mann mittleren Alters, der nach 45 Tagen Fasten ohne jede Komplikation entgegen dem Verbot seines Fastenarztes ein 43 Grad heißes Bad nahm und darin an Herzschwäche verstarb. Er wurde ein Opfer seiner Unvernunft – nicht des Fastens!

Der Fastende soll möglichst wenig, am besten überhaupt nicht fernsehen. Sie erinnern sich an die Bemerkungen zum Fasten in der Wüste: Das »Abschalten« ist ungemein wichtig. Aufregende Nachrichten oder Krimis würden massive Einwirkungen auf die

Der Fastende muss zur Ruhe finden

Körperfunktionen haben und den Fastenden daran hindern, zu sich selbst und zur inneren Ruhe zu finden. Anders gesagt: Wer wirklich so fasten will, dass er dabei »heil« wird, der muss bereit sein, sich in harmonischer, gesunder Umgebung so einzufinden, dass er hier Abstand gewinnt von allem, was ihn sonst bedrückt, belastet, innerlich zerreißt. Er muss zur Ruhe finden, damit der Körper die Aufgabe, die er lösen will, vollkommen ungestört bewältigen kann. Er findet eine Gemeinschaft von Gleichgesinnten vor, die ihn notfalls stützt, und eine ärztliche Führung, die ihm in jeder Situation hilft. Die Einschränkungen, die unbedingt eingehalten werden müssen, sind, gemessen an dem, was sich mit der Therapie erreichen lässt, verhältnismäßig geringfügig.

Mit dem Obsttag oder dem Reistag geht es los

Das »Vorfasten«

Eine erste Darmreinigung

Das Heilfasten in der Klinik beginnt – nach der gründlichen Aufnahmeuntersuchung mit den nötigen Labortests, mit EKG und einem kompletten »Check-up« einschließlich der Kontrolle der Körperzusammensetzung (Fett, Muskelmasse und Wasser) mittels Bioimpedanzmessung zu Beginn und am Ende des Fastens – mit einem Reis- oder Obsttag. Wir sprechen vom »Vorfasten«. Schon an diesem Tag sollten unbedingt zwei bis drei Liter Mineralwasser oder Kräutertee getrunken werden. Dieser Entlastungstag erleichtert den Übergang von der normalen Ernährung zur völligen Enthaltsamkeit. Zugleich wird eine erste Darmreinigung durch die Kolonhydrotherapie oder durch die Gabe von Bittersalz eingeleitet und unterstützend weitergeführt, je nach Verordnung des Fastenarztes. Wer einmal ein Heilfasten mitgemacht hat, der weiß, wie lange sich die Überreste von Mahlzeiten noch in Ecken und Taschen des Dickdarms halten können. Noch Wochen nach Beginn des Fastens gibt der Darm solche Reste ab. Teilweise haben sie sich geradezu »versteinert«, so alt sind sie. Die Darmreinigung ist also unabdingbar.

Interessanterweise nimmt der Fastende in aller Regel schon an diesem Tag beträchtlich ab. Sein Allgemeinbefinden bessert sich zusehends. Seine Atmung, sein Puls, sein Blutdruck beginnen bereits, sich zur Normalität hin einzupendeln. Man sieht daran, dass die alten Ärzte, die einen Obsttag pro Monat empfahlen, schon Recht hatten.

Nur frische Äpfel oder Apfelreis – ein Heiltag, den jeder für sich nutzen kann

Der Tag, an dem man nichts anderes zu sich nimmt als beispielsweise frische Äpfel oder Apfelreis, ist ein Heiltag, den jeder für sich – in diesem Fall auch ohne ärztliche Kontrolle – nutzen kann. Vor allem im Frühjahr und dann, wenn es frisches Obst gibt, ist ein Obsttag besonders wertvoll.

Wir geben den Fastenden frisches Obst wie Äpfel, Apfelsinen oder auch andere frische Früchte, je nach Jahreszeit, aber auch Backpflaumen und Feigen. Die Menge, die davon gegessen werden darf, ist nicht beschränkt. Mehr als zwei Äpfel auf einmal sollten jedoch nicht verspeist werden. Meist ist man dann sowieso satt.

Tee, Gemüsebrühe, Magerquark

Der Bittersalztrunk

Am ersten Fastentag erhält der Fastende morgens einen Bittersalztrunk in einem halben Liter Wasser gelöst sowie zum Nachtrinken ein kleines Glas Orangensaft zur Geschmacksverbesserung. Das Glas soll in etwa einer Viertelstunde geleert werden. Anschließend sollte nochmals etwa ein halber Liter Mineralwasser oder Kräutertee getrunken werden. Bittersalz ist ein kräftiges Abführmittel, das den Darm reinigt und den Gallefluss fördert. Wird die Bittersalztherapie beibehalten, muss die Bittersalzmenge im Laufe der Therapie individuell angepasst reduziert und meist nur jeden zweiten Tag gegeben werden, denn die Darmreinigung darf keine Qual darstellen. Wir wissen – jeder Patient reagiert anders. Spätestens am Tag des Fastenbrechens wird der Bittersalztrunk zum letzten Mal getrunken. In vielen Fällen empfiehlt sich alternativ oder begleitend die Kolonhydrotherapie.

Die Faster treffen sich in der Regel zu jeder »Mahlzeit« am Fastentisch in fröhlicher Runde.

Das Fastenfrühstück

Als Fastenfrühstück wird täglich Kräuter- oder Früchtetee gereicht. Dazu gibt es 20 Gramm Honig, der über den Tag verteilt beginnend morgens jeweils in den Tee gerührt werden sollte. Der Honig soll den Patienten davor bewahren, dass sein Blutzuckerspiegel übermäßig absinkt. Günstig ist es, den Honig auf mehrere Portionen zu verteilen, damit es nicht nach einem punktuellen stärkeren Blutzuckeranstieg zu einem Absinken des Blutzuckers kommt, der über eine entsprechende Gegenregulierung des Körpers zu einem Hungergefühl führen könnte. Zusätzlich werden 4 bis 6 Zitronenecken gereicht. Die Zitronenecken dienen der Geschmacksverbesserung und sollten über den Tag verteilt gelutscht und ausgesaugt werden. Zusätzlich wird eine Schale dünn angerührter Natur-Quark, Biojoghurt, Buttermilch oder Kefir gereicht, entsprechend etwa 4 Gramm Eiweiß. Besonders für ältere Patienten ist die Eiweißsubstitution wichtig, um

einem übermäßigen Eiweiß-Abbau entgegenzuwirken.
Jüngere Patienten können häufiger auf die zusätzliche Eiweißgabe verzichten.

Das »Mittagessen«

Zwischen 12.00 h und 12.30 h wird das »Mittagessen« gereicht mit einer speziellen Gemüsebrühe, die natürliche Vitamine, Spurenelemente, Mineralstoffe und schützende sekundäre Pflanzenstoffe, also vorwiegend Vitalstoffe enthält. Zur Ergänzung erhält jeder noch eine spezielle, vom betreuenden Fastenarzt für ihn zusammengestellte Mikronährstoffsubstitution, bestehend aus den für ihn wichtigen Vitaminen, Mineralien, Spurenelementen und, soweit erforderlich, Aminosäuren, Fettsäuren und Enzymen. Im Grunde handelt es sich dabei um eine eigene spezielle Therapie – wir sprechen vom Vital-Plus-Programm. Der Körper des Fastenden wird mit allem versorgt, was er für seine große Arbeit individuell benötigt. Auch das ist weit mehr als nur eine gängige Vitaminversorgung, vorgenommen nach dem Gießkannenprinzip: Je mehr und vielfältiger, desto besser. Wir dagegen verabreichen genau das, was der Einzelne tatsächlich benötigt.

Auf eine Vitalstoff-Versorgung kann nicht verzichtet werden

Auf diese Vitalstoff-Versorgung kann nicht verzichtet werden. Denn ebenso wenig wie auf das Wasser kann der Körper auf Vitalstoffe verzichten. Er braucht diese »Lebensstoffe« gerade während des Fastens zur Beschleunigung der Abbauprozesse und optimalen Stabilisierung aller lebensnotwendigen Funktionen.

Trinken ist wichtig

Verteilt über den ganzen Tag sollen zwei, besser drei Liter Flüssigkeit getrunken werden, und zwar in der Regel Mineralwasser, aber auch Wasser aus der hauseigenen Quelle oder – wenn der Fastende es lieber mag – Kräuter- oder Früchtetee. Diesen Tee zum Mitneh-

Der feuchtwarme Leberwickel zur Unterstützung der Leber

Abends z.B. eine Fastensuppe

men erhält der Fastende auf Bestellung beim Service in einer großen Thermoskanne.

Nach dem »Mittagessen« sollte ca. 1 Stunde Bettruhe eingehalten werden mit dem feuchtwarmen Leberwickel. Die Leber benötigt Unterstützung bei ihrer speziellen Mehrarbeit unter dem Fasten. Der Leberwickel hat aber noch einen zweiten wichtigen Aspekt: wohlig eingepackt, ähnlich wie ein zufriedener Säugling erlebt der Patient eine angenehme und tiefe Entspannung und wird sich des so wichtigen Lebensprinzips einer ständigen Polarität zwischen Aktivität und Bewegung auf der einen sowie Ruhe und Loslassen auf der anderen Seite bewusst.

Um 14.00 h gibt es Kräutertee oder Mineralwasser an der Tagesbar, ein beliebter Treff besonders für die Heilfaster. Auch neue Zitronenecken liegen bereit. Ein Teil des eigenen Honigs sollte auch jetzt zum Tee genutzt werden.

Abends wird dann erneut eine Fastensuppe oder alternativ ein frischer Gemüse- oder Obstsaft gereicht.

Das ist alles – während zwei oder auch vier Wochen. Im Höchstfall erhält der Fastende also knapp 200 Kilokalorien (840 Joule) täglich.

Fasten bringt nur dann einen optimalen Erfolg, wenn täglich viel Bewegung in den Tagesablauf integriert wird. Dem Heilfaster werden Gruppen-Fastenwandern, Gruppengymnastik, Fahrradfahren, Schwimmen und/oder Aqua-Jogging, Nordic Walking u.a. angeboten. Der betreuende Fastenarzt gibt individuell angepasst entsprechende Empfehlungen für die Gruppentherapien oder verordnet eine individuell angepaßte Einzel-Bewegungs-Therapie (s. »Flankierende Heilmethoden während des Fastens«).

Der »Weg durch die Wüste«

Gewiss, die ersten drei bis vier Fastentage wollen durchgestanden sein. Selbstverständlich meldet sich in diesen Tagen der Hunger. Die ersten drei Tage sind die problematischsten. Manch einer glaubt, den Hunger nicht durchstehen zu können. Er wird dann mürrisch, verdrossen, fängt an, seinen Entschluss, eine Heilfastenkur begonnen zu haben, zu bereuen. Er will auch dem Arzt nicht mehr so recht glauben, dass sich das Hungergefühl verlieren wird.

Die ersten drei bis vier Fastentage wollen durchgestanden sein

Ich sage meinen Patienten dann immer: »Die ersten drei Tage, das ist der Weg durch die Wüste. Wer zur Oase will, der muss ihn gehen.«

In diesen ersten drei Tagen empfindet der Fastende naturgemäß auch die Begleitumstände des Fastens besonders deutlich. Ganz allgemein kann man sagen, wer auf die Nahrung nahezu vollständig verzichtet, der hat mit drei besonderen Erscheinungen zu tun: Er schläft weniger tief, er friert leichter, weil der innere »Ofen«, der während der Verdauung sonst tüchtig einheizt, auf kleinste Sparflamme geschaltet ist, und er beginnt, eine spezielle Ausdünstung wahrzunehmen. Das ist der deutliche Hinweis dafür, dass die Ausscheidung von »Müll« voll eingesetzt hat. Der Fastenarzt Dr. Buchinger sagte immer: »Man kann einen Stall nicht ausmisten, ohne dass es stinkt!« Das klingt zwar sehr drastisch, doch es bezeichnet den Vorgang treffend: Der Fastende hat eine belegte Zunge, verstärkten Zahnbelag, übelriechenden Mundgeruch. Und auch die Haut beginnt der vermehrten Ausscheidungen wegen zu riechen.

In diesen ersten drei Tagen empfindet der Fastende naturgemäß auch die Begleitumstände des Fastens besonders deutlich

Es gibt einige praktische Hilfen, um diesem Phänomen der Entschlackung über Haut und Schleimhäute zu begegnen. Der Zahnbelag wird zweimal täglich beim Zähneputzen abgetragen. Gegen den Mundgeruch, sollte er zu lästig werden, bekommt der Patient eine Zitronenscheibe, die er auslutschen darf, oder etwas Petersilie, die er kaut. Die regelmäßig gelutschten Zitronenscheiben haben zusätzlich den Sinn, einer während des Fastens möglichen Übersäuerung des Organismus vorzubeugen. Zitrone schmeckt zwar sauer, wirkt aber basisch. Die Haut, das größte Ausscheidungsorgan unseres Körpers, erfährt eine besondere Pflege. Mehrmals in der Woche gibt es warme, nicht heiße Bäder. Der Patient wird angewiesen, regelmäßig trockene und nasse Abreibungen vorzunehmen, so dass die mobilisierten Abbaustoffe auf der Haut nicht von Bakterien zersetzt werden, also auch nicht unangenehm zu riechen beginnen.

Die Haut braucht besondere Pflege

Als besonders hilfreich und für den Patienten sehr angenehm haben sich während des Heilfastens die Basenbäder erwiesen: Der Fastenarzt verordnet – wenn erforderlich – diese Basenbäder. Sie helfen gegen Übersäuerung, befreien von Ausdünstungen der Haut, verbessern die Durchblutung und fördern damit die Ausscheidung von Abfallstoffen. Darüber hinaus wird eine anhaltende Entspannung erreicht.

Basenbäder sind hilfreich

Schließlich verordnen wir auch individuell angepasst aus dem breiten Spektrum der Physiotherapie auch Einzelkrankengymnastik, medizinische Trainingstherapie, ergometrisch kontrolliertes Kreislauftraining unter Sauerstoffgabe, Massagen, Lymphdrainagen und mehr. Verwöhnen und Pflegen bietet dem Fastenden die individuellen Behandlungen unserer Kosmetikerin, mit biologisch natürlicher Kosmetik, teils unterstützt durch Ultraschall mit noch besserer Wirkung. Das ist ja der unschätzbare Vorteil des Aufenthalts in der Klinik: Der

Patient, der fastet, hat endlich einmal Zeit, sich zurückzulehnen und behandeln zu lassen. Und er erlernt viele wichtige Gesundheitsmaßnahmen, die er später, nach dem Fasten, möglichst beibehalten sollte.

Frische Luft tut gut

Der Fastende wird außerdem aufgefordert, immer wenn die Witterung es erlaubt, frische Luft an seinen Körper heranzulassen. Sonnen- und Luftbaden gehören beinahe unverzichtbar zum Heilfasten – in wohldosierter Form. Die gut durchblutete Haut und damit ihr optimales Funktionieren als Ausscheidungsorgan ist sehr wichtig. Frische Luft und Bewegung in Sonne und Luft verbessern die Ausscheidung der Schadstoffe und Schlacken. Individuell angepasst wird nach den ersten Tagen auch eine spezielle Bewegungstherapie den Erfolg des Heilfastens optimieren (s. »Flankierende Heilmethoden während des Fastens«).

Erste kritische Fastenphase in aller Regel rasch überwunden

Erfahrungsgemäß beherrscht der Fastende die »Begleitumstände« des Fastens ziemlich schnell. Und weil, wie erwähnt, zu Beginn stolze Erfolge beim Schlankwerden verzeichnet werden, ist die erste kritische Fastenphase in aller Regel rasch überwunden. Danach klärt sich auch die Verstimmung schnell auf, ja schlägt nicht selten in eine gewisse Euphorie um. Dann muss der Arzt seinen Patienten sogar in seinem Aktivitätsdrang drosseln, ihm die Grenzen der Belastbarkeit aufzeigen, ihn davon abhalten, beispielsweise Wanderrekorde aufstellen zu wollen.

Die notwendige ärztliche Kontrolle

Zum Heilfasten gehört nun unbedingt, eine beginnende Entgleisung rechtzeitig zu bemerken. Individuell angepasste regelmäßige ärztliche Kontrollen sind unabdingbar. Ein wichtiges Untersuchungsgerät dabei ist das Blutdruckmessgerät. Durch das Fasten kann es im Einzelfall nämlich zu einem stärkeren Blutdruckabfall kommen, der vor allem bei einer fortgeschrittenen Arteriosklerose und zu geringer Flüssigkeitszufuhr auftritt mit einer Mangelversorgung bis hin zu Durchblutungsstörungen des Gehirns. Bei derartigen Beschwerden muss sich der Faster bei seinem Fastenarzt melden, der die Störung schnell beherrscht.

Ein Heidelberger Ärzteteam, das 35 Patienten mit massivem Übergewicht während einer heute nicht mehr üblichen Null-Diät-Therapie stationär betreute, veröffentlichte vor einigen Jahren die ernste Warnung: Kein Fasten bei Arteriosklerose, da lebensbedrohliche Gesundheitsstörungen aufgetreten waren infolge eines Blutdruckabfalls bei starren, nicht anpassungsfähigen Gefäßen. In beiden Fällen verschwanden die Schäden allerdings wenige Tage nach dem Abbruch des Extremfastens (Null-Diät).

Fasten ohne fachkundige Betreuung, bei Vorerkrankungen ohne ärztliche Betreuung, kann gefährlich sein

Fasten ohne fachkundige Betreuung, bei Vorerkrankungen ohne ärztliche Betreuung, kann gefährlich sein. Unter fachmännischer Leitung sind gefährliche Zwischenfälle völlig ausgeschlossen, weil die Blutdruckwerte ebenso wie die Zuckerwerte, die Blutwerte ganz allgemein, das Gewicht, die Hautbeschaffenheit, die auf eine Austrocknung hinweisen kann, der Zungebelag, auch der Bedarf an Vitaminen, Mineralstoffen, Spurenelementen, Aminosäuren und Fettsäuren überprüft und Abweichungen von der Norm sofort korrigiert werden. Das heißt aber nicht, dem Patienten würde täglich Blut »abgezapft«. Diese Maßnahme wäre übertrieben und nur eine unnötige Quälerei des Fastenden. Der Fastenarzt kennt die Symptome und vermag rechtzeitig gegenzusteuern. Bei meinen über

50 000 Heilfasten-Therapien in der Schwarzwald Privatklinik Obertal kam es, dank der sorgfältigen Kontrolle, nicht in einem einzigen Fall zu einem ernsthaften Zwischenfall, schon gar nicht zu einer gesundheitlichen Schädigung, und dies auch nach meinem Ausscheiden in den Ruhestand nicht. Auch nicht bei Patienten mit fortgeschrittener Arteriosklerose. Im Gegenteil: Gerade bei der Arteriosklerose empfiehlt sich das Heilfasten, so Dr. Geesing.

In der »Oase«

Vom vierten Tag an verliert sich das Hungergefühl – vorausgesetzt, man hat wirklich nichts zwischendurch »genascht«, und vorausgesetzt, man steigert sich nicht in die Angst hinein, man wäre doch wohl dem Hungertod ausgeliefert. Auch solche Ängste gibt es gelegentlich. Und dann nützt es auch nicht allzu viel, den Betreffenden zu belehren, dass schon einige hunderttausend Menschen das Heilfasten nicht nur schadlos überstanden haben, sondern dabei gesund geworden sind.

In der Regel aber fühlt sich der Fastende ab dem vierten Tag befreit – ja wie einer, der nach beschwerlicher »Durststrecke« durch die Wüste die herbeigesehnte Oase erreicht. Zu diesem Zeitpunkt sind meistens auch die psychischen Krisen überstanden. Und wenn sich die Leiden, wegen denen die Patienten das Heilfasten begonnen haben, zunächst verstärkt noch einmal gezeigt haben, dann klingen sie nun ziemlich schnell ab. Die ersten überzeugenden Erfolge des Fastens zeigen sich, die Ruhe beginnt zu wirken, die innere Nervosität ist wie verflogen. Leute, die es zuvor

In der Regel fühlt sich der Fastende ab dem vierten Tag befreit

nicht mehr schafften, auch nur eine Minute ruhig zu sitzen, ohne von innerer Unruhe gepackt zu werden, die glaubten, niemals ohne Zigarette auszukommen oder gar ohne Gaumenfreuden, sind zu Müßiggängern im besten Sinne geworden. Und sie vermissen überhaupt nichts. Sie wandern, sie sitzen zusammen und plaudern gelöst und heiter, sie spielen, sie schwimmen ein paar Runden und kümmern sich um ein gepflegtes Aussehen, als gäbe es die bisher so knappe kostbare Zeit überhaupt nicht mehr. Ja, sie sind zumindest ein Stück weit wieder Menschen geworden, die dem Augenblick zu leben verstehen.

Die Patienten vermissen überhaupt nichts

Und wie schon erwähnt: Manche von ihnen erbringen in den Wochen des Heilfastens erstaunliche Leistungen auf schriftstellerischem oder künstlerischem Gebiet. Auch für Handarbeit ist wieder Zeit.

Manche erbringen in den Wochen des Heilfastens erstaunliche Leistungen

Ein Unternehmer gestand mir einmal: »Sie werden es nicht glauben, aber bei Ihnen in der Klinik mache ich meine eigentlichen Gewinne.« Und diesen verblüffenden Satz erklärte er so: »Endlich habe ich Zeit, über die noch effektivere Organisation meines Betriebes nachzudenken. Meine Einfälle sind so klar und so überraschend gut, dass ich später, wenn ich zurückgekehrt bin, davon enorm profitiere. Ich habe immer ein kleines Tonbandgerät bei mir. Damit halte ich alles fest, was mir so in den Sinn kommt. Meine Mitarbeiter zittern schon jedes Mal bei der Vorstellung: Was wird der Alte diesmal wieder beim Fasten ausgeheckt haben? Ich bin ganz sicher: Ohne Fasten wäre ich nicht nur selber ein Wrack, auch mein Betrieb wäre nur die Hälfte wert.«

Wie gut die Fastenden mit ihrer Situation zurechtkommen, das zeigt auch eine kleine Beobachtung am Rande: Mit großer Vorliebe lesen sie Speisekarten!

Auch ihre Gespräche drehen sich oft um besondere Gaumenfreuden. Doch dabei läuft ihnen nicht das Wasser im Munde zusammen. Sie verspüren kein Bedauern, dass ihnen diese Freuden im Augenblick verwehrt sind. Nein. Fastende spazieren gelegentlich durch unseren Speisesaal, um zu sehen, wie andere Patienten, die keine Heilfasten-Therapie machen, dort ihre Mahlzeiten verzehren. Und dann kann man hören, wie sie zueinander sagen: »Schau diese armen Leute an. Was die alles in sich reinstecken müssen!«
So vollkommen stehen sie über dem Bedürfnis, essen zu müssen! Sie können sich schon gar nicht mehr vorstellen, dass man so viel Essen überhaupt zu schlucken vermag.

Und wann ist genug gefastet?

Die Fastendauer richtet sich nach dem Zustand des Patienten

Wie bei anderen Dingen gilt auch beim Heilfasten nicht immer: je mehr, desto besser. Die Fastendauer richtet sich nach dem Zustand des Patienten, nach der Art seiner gesundheitlichen Störungen und dem Verlauf der Therapie. Früher galt als Regel: Das Fasten kann abgebrochen werden, wenn der Belag auf der Zunge wieder verschwindet. Wir sind heute von dieser »Idealvorstellung« abgekommen. Wir warten auch nicht mehr darauf, dass der schlechte Mundgeruch sich verloren hat. Ein solches »biologisches Ausgefastetsein« ist als ein theoretisch formuliertes Wunschziel ein nahezu immer unerfüllbarer Wunschtraum. Es ist aber auch gar nicht erforderlich, darauf zu warten. Wer in regelmäßigen Abständen heilfastet, etwa alle zwei Jahre, und das zwei oder drei Wochen lang, der kann damit weitaus mehr erreichen als durch ein einmaliges, endloses Fasten, das von einem bestimmten Punkt ab in eine Hungerkur umschlagen kann.

Ganz allgemein kann man für die Fastendauer folgende Faustregeln festhalten:

Jedes Fasten, wie kurz es auch dauern mag, ist grundsätzlich gesund. Zu kurzes Fasten bringt aber kaum einen echten anhaltenden Heileffekt

Jedes Fasten, wie kurz es auch dauern mag, ist grundsätzlich gesund. Zu kurzes Fasten bringt aber kaum einen echten anhaltenden Heileffekt. Vierzehn Tage sollten deshalb, will man ein Leiden auskurieren, nicht unterschritten werden, sonst ist man damit kaum über die erste schwierige Phase hinausgekommen und mitten im Abbauprozess steckengeblieben. Man konnte nicht bis zur nötigen »Krise«, dem eigentlichen Wendepunkt vorstoßen.

Eine Fastentherapie, die länger als 40 Tage dauert, wäre wohl in den meisten Fällen übertrieben. Nur im ganz speziellen Einzelfall, etwa bei übermäßigem, krankhaftem, gefährlichem Übergewicht, könnte sich der Arzt dazu entschließen.

Je hartnäckiger sich ein chronisches Leiden schon hinzieht, desto länger oder häufiger wird die Heilfasten-Therapie angesetzt werden müssen

Je hartnäckiger sich ein chronisches Leiden, etwa Rheuma, Schuppenflechte, schon hinzieht, desto länger oder häufiger wird die Heilfasten-Therapie angesetzt werden müssen.

Auch Herz-Kreislauf-Erkrankungen und ein Übergewicht, das 20 Prozent des Normalgewichtes überschreitet, sind in der Regel nicht mit kurzer Fastendauer und einer einmaligen Therapie zu »heilen«. Es empfiehlt sich ein erstes Heilfasten von wenigstens 18 Tagen und eine Wiederholung nach einem halben Jahr von wenigstens 14 Tagen.

Grundsätzlich können korpulente Patienten länger fasten als magere. Doch empfiehlt sich das Heilfasten keineswegs nur für Übergewichtige.

Das Alter hingegen setzt dem Heilfasten praktisch keine Grenzen. Bei mir haben auch schon 70-Jährige mit vollem Erfolg gefastet, um sich hinterher wie 50-Jährige zu fühlen.

Das »Fastenbrechen« – schwieriger als das Fasten selbst

Hier ein Wort von George Bernhard Shaw, dem fastenerfahrenen Schriftsteller: »Jeder Mensch kann fasten, aber nur ein Weiser kann Fasten richtig beenden.«
Ist der Zeitpunkt gekommen, das Fasten zu beenden, kommt für viele Fastende erst der schwierigste Teil der Heilfasten-Therapie: Der Körper, der so lange keinen Bissen bekommen hat, muss Schritt für Schritt wieder an das Essen gewöhnt werden. Und das ist gar nicht so einfach.

Ist der Zeitpunkt gekommen, das Fasten zu beenden, kommt für viele Fastende erst der schwierigste Teil der Heilfasten-Therapie

Fastenbrechen (500 kcal)

Wir beginnen mit der ersten Nahrung nach dem letzten Fastentag. Unverändert 2, besser 3 Liter Flüssigkeit. Der »Fastenbrecher« bekommt als erste Mahlzeit einen rohen Apfel, der ganz intensiv und ganz langsam gekaut werden sollte. Nur auf besonderen Wunsch erhält der Fastenbrecher einen bissfest gedünsteten Apfel. Viele kleine Bissen, die gut eingespeichelt werden, sollten nur langsam gekaut werden – wenn möglich dreißig Mal – als Signal für das Verdauungssystem, wieder aktiv zu werden. Dieser Apfel ist zum einen ein ganz besonderes, intensives Geschmackserlebnis – »der schönste Apfel meines Lebens« –, zum anderen gibt er dem Organismus ein entscheidendes Signal, dass nun wieder behutsam von der inneren Ernährung auf die normale Ernährung umgeschaltet wird. Der vermehrte Speichelfluss ist ein gutes Zeichen für die Umstellung

Der »Fastenbrecher« bekommt als erste Mahlzeit einen rohen Apfel

Das Essen am ersten Tag nach dem Fasten

von innerer auf äußere Ernährung. Zum Mittagessen gibt es eine salzlose Kartoffel-Gemüse-Suppe mit Kräutern. Nach wie vor empfiehlt sich die Mittagsruhe und der Leberwickel. Abends wird die letzte Fastensuppe gereicht, sowie eine Scheibe Vollkorn-Knäckebrot, eine Schale Bioghurt mit Leinsamen und Sesam.

Kleine Bissen werden gut eingespeichelt gegessen. Der stark entwässerte Körper würde in dieser Phase des Wiederaufbaus nichts schlechter vertragen als Salz. Zu viel Salz würde geradezu gierig jeden Tropfen Flüssigkeit an sich binden und im Körper speichern. Dabei könnte es zu Wasseransammlungen, so genannten Ödemen, kommen. Auf jeden Fall aber würde sich der Patient zerschlagen fühlen. Müde wird er durch das erste Essen so oder so. Denn jetzt müssen Körperkräfte, die lange Wochen frei waren, wieder für die Verdauung eingesetzt werden. Bis zu fünf Tage dauert es, ehe sich der Körper wieder an das Essen gewöhnt hat. In diesen Tagen fühlt man sich vor allem geistig »benebelt«. Die in den letzten Wochen so sprudelnden Quellen der Phantasie, der Ideen und Einfälle, versiegen, wenn nicht gegengesteuert wird. Man kann sich vorkommen, als wäre man überhaupt nicht richtig wach. Mehr Bewegung, auch mit Musik oder in der Natur, ist ein optimales Gegenmittel.

Bis zu fünf Tage dauert es, ehe sich der Körper wieder an das Essen gewöhnt hat

Die »Fastenbrecher« sollten in der ersten Woche nach dem Fasten möglichst salzlose Speisen erhalten

Die »Fastenbrecher« sollten in der ersten Woche nach dem Fasten möglichst salzlose Speisen erhalten, kein tierisches Eiweiß wie Fleisch, Eier, Fisch (außer Joghurt), alle blähenden Speisen wie Bohnen und Erbsen müssen vermieden werden – und überhaupt sollte nur sehr wenig und möglichst langsam gegessen werden.

Der Speiseplan für diese Aufbautage sieht in der Schwarzwald Privatklinik Obertal wie folgt aus:

An allen Aufbautagen wie gewohnt zwischendurch reichlich Tee und/oder Mineralwasser, Zitronenecken, auf Wunsch 20 g Honig, der auf den ganzen Tag verteilt werden sollte.
Nach dem Mittagessen, wie schon gewohnt, eine gute Stunde Bettruhe mit dem Leberwickel, außerdem sollten Sie nicht vergessen, zwischendurch reichlich Tee und/oder Mineralwasser zu trinken.

1. Aufbautag (ca. 700 kcal.):

1. Aufbautag

Frühstück: zwei eingeweichte Backpflaumen, zwei Scheiben Vollkorn-Knäckebrot, 50 g Kräuterquark, ein Löffel eingeweichte Leinsaat, Kräutertee.
Mittagessen: Blattsalat in Zitronen-Joghurt-Dressing, frischgepresster Gemüsesaft, Kartoffel in der Schale, gedünstete Karotten, Broccoli, Gemüsesauce, Dickmilch mit Himbeeren.
Abendessen: Blattsalat in Joghurt-Kräuter-Dressing, auf besonderen Wunsch Zucchini-Tomaten-Suppe, zwei Scheiben Vollkorn-Knäckebrot, 5 g Butter, 50 g Buttermilch mit Sonnenblumenkernen. Auf Wunsch ein Apfel aus dem Obstkorb, der mit Schale zu essen und wieder gut zu kauen ist.

2. Aufbautag (ca. 800 kcal.):

2. Aufbautag

Frühstück: zwei eingeweichte Backpflaumen, zwei Scheiben Vollkorn-Knäckebrot, 30 g Frischkäse, 50 g Buttermilch mit Leinsaat, Kräutertee.
Mittagessen: Blattsalat in Joghurt-Dressing mit wenig Karottenfrischkost, frisch gepresster Gemüsesaft, Ragout von frischem Gemüse in einer feinen Kräuter-Frischkäsesauce, Petersilienkartoffeln, Bioghurt mit Sanddorn.
Abends: Blattsalate mit Gartenkresse, auf besonderen

Wunsch leicht geröstete Hafersuppe mit Möhren und Sellerie, 80 g Hüttenkäse, zwei Scheiben Vollkorn-Knäckebrot. Auf Wunsch wieder ein Apfel aus dem Obstkorb mit Schale, gut zu kauen.

3. Aufbautag

3. Aufbautag (ca. 900 kcal.):
Frühstück: ein kleines Frischkornmüsli, eine eingeweichte Backpflaume, eine Scheibe Vollkorn-Knäckebrot, 10 g vegetarischer Brotaufstrich und Kräutertee.
Mittagessen: eine Frischkost, frisch gepresster Gemüsesaft, Karottenstäbchen im Vollkornreis, Broccoliröschen, Petersiliensauce und Fruchtpunsch.
Abendessen: verschiedene Blattsalate in Zitronen-Joghurt-Dressing, Gurken, Rettich und Tomatenscheiben, 20 g Frischkäse, 10 g Butter, zwei Scheiben hausgebackenes Dinkelbrot. Apfeljoghurt mit geröstetem Sesam.

4. Aufbautag

4. Aufbautag (ca. 1000 kcal.):
Frühstück: zwei eingeweichte Backpflaumen, 160 g Frischkornmüsli, eine Scheibe Vollkornbrot, 20 g vegetarischer Brotaufstrich.
Mittagessen: kleine Frischkostauswahl, danach frisch gepresster Gemüsesaft, Timbal von Gemüse-Hirse, Sellerieplätzchen an Tomatensauce, grüne Bohnen. Quarkcocktail mit Früchten der Saison.
Abendessen: Blattsalate mit geraspeltem Gemüse in French Dressing, zwei Scheiben hausgebackenes Dinkelbrot, 10 g Butter, 40 g Camembert 30%, 30 g Kräuterquark, Tomaten und Gurkenscheiben. Frische Ananas.

5. Aufbautag (ca. 1000 kcal.):
Frühstück: eine eingeweichte Backpflaume sowie 160 g Frischkornmüsli, eine Scheibe Vollkornbrot, 5 g Butter, 20 g Schnittkäse 30%.
Mittagessen: eine Frischkost, eine leichte Cremesuppe, Gemüseauswahl mit Kartoffeln aus der Schale, Schnittlauchsauce. Grapefruit-Orangenspalten.
Abendessen: Blattsalate und Frischkost. Vollkornspaghetti mit Gemüsebolognaise, Tomate in Balsamico. Joghurtspeise.

5. Aufbautag

6. Aufbautag (ca. 1200 kcal.):
Frühstück: Frischkornmüsli, eine Scheibe Vollkornbrot mit 5 g Butter, 20 g Frischkäse und Gurkenscheiben, eine Tomate.
Mittagessen: Karottenfrischkost mit Äpfel und Nüssen, eine fettarme Suppe, danach Gemüse-Quarkauflauf, umlegt mit Broccoli und Roten Beeten, Rettich-Honigsauce und Kartoffeltaler, fruchtiger Reissalat.
Abendessen: würzig marinierter Sojaquark auf Apfel-Lauchgemüse, Limonen-Sauce, Dinkelrisotto. Frische Früchte auf Joghurt.

6. Aufbautag

Ab dem 7. Tag darf dann langsam auch wieder Fleisch und Fisch auf dem Speiseplan auftauchen. Doch damit beginnt man ganz langsam und in kleinen Mengen. Je »schonender« das Essensangebot erweitert wird, desto wohler fühlt man sich, da der Körper alles leichter verkraftet.

Ab dem 7. Tag darf dann langsam auch wieder Fleisch und Fisch auf dem Speiseplan auftauchen

Und das ist weit mehr als nur ein schöner, erwünschter »Nebeneffekt« des Heilfastens: Die oben skizzierte Diät zum Wiederaufbau wäre für jeden »Normalbürger« eine reine Tortur, die nur Missmut, Hunger, das Gefühl der geschmacklosen Schalheit einbringen würde. Für den, der die Heilfasten-Therapie beendet hat, stellt sie schon beinahe eine Überfülle dar. Und er vermisst in aller Regel weder das Salz noch besondere Leckerbissen. Nicht wenige Fastende, die zuvor viel zu viel Salz, zu viel Fett und überhaupt in jeder Weise zu üppig gegessen haben, lernen ganz neu und vernünftig und gesund zu speisen – ohne dass ihnen die Freude am guten Essen genommen wäre. Wer vorher geglaubt hatte, er könnte keine Mahlzeit ohne Salz zu sich nehmen, der entdeckt plötzlich, dass weniger Salz, stattdessen köstliche Gewürze eine Speise wunderbar verfeinern können. Es ist, als hätte während des Fastens auch der bis dahin verbildete und überstrapazierte Geschmackssinn zu einem neuen, gesunden »Gespür« zurückgefunden. Er ist tatsächlich viel empfindsamer geworden.

Der Geschmackssinn ist feiner geworden

Und so kommt es, dass beim Heilfasten nicht nur die meisten das Rauchen endgültig aufgeben, sondern hinterher auch auf Exzesse verzichten können, ohne dass ihnen das Geringste fehlen würde. So, wie die Zigarette einfach nicht mehr schmeckt, wie das süchtige Verlangen danach vorbei ist, so mag der geläuterte Geschmackssinn auch keine stark gesalzenen Speisen mehr. Eine Chance, die keine andere Therapie anzubieten vermag!

Der verfeinerte Geschmack bereichert das Leben

Ein besonders wertvolles Geschenk, das Patienten nach dem Heilfasten mit nach Hause nehmen, sind verfeinerte, »gereinigte«, freigelegte Geschmacksnerven. Der verfeinerte Geschmack bereichert das Leben. Vielleicht kennen Sie das selbst von eigenen Unsitten her: Sie sitzen in einem Gasthaus und müssen auf das Essen warten. Um die Zeit zu vertreiben, rauchen Sie eine Zigarette. Wenn das Essen dann endlich kommt, schmeckt es fade, schal. Deshalb greifen Sie nach Pfeffer und Salz, um tüchtig nachzuwürzen. Kein Wunder: Sie haben einen »Schmutzfilm« über Ihre Geschmacksnerven gelegt und sie regelrecht betäubt. Das Essen kann nicht schmecken.

So wie man mit Lärm und pausenlosem Hereinprasseln von viel zu lauter Musik das Gehör langsam, aber sicher abstumpft, um schließlich die feinen Töne und bestimmte Frequenzen nicht mehr wahrzunehmen, so kann man mit einer ständigen Überreizung der Geschmacksnerven diesen Sinn abstumpfen und dahin bringen, dass er nach immer schärferen, noch süßeren, noch deftigeren Reizen verlangt. Dabei verkümmert sehr schnell die enorme Empfindungsbreite des gesunden Geschmackssinnes. Feine Nuancen und besondere Köstlichkeiten können dann nicht mehr wahrgenommen werden. Bald schmeckt alles gleich, was immer man verzehrt: Nach Salz, nach Zucker, nach Pfeffer, nach den gröbsten und am wenigsten differenzierten Geschmacksrichtungen eben.

Durch Heilfasten wird die Überreizung der Geschmacksnerven abgebaut

Mit großer Begeisterung schreiben uns ehemalige Patienten nach dem Heilfasten beispielsweise: »Endlich durfte ich wieder erfahren, wie wunderbar ein ganz einfaches Stück Kartoffel mit etwas Kümmel darauf schmecken kann. Ich hatte das völlig verloren. Wie köstlich ist der Biss in einen frischen Apfel, ein Schluck einfacher, herber Weißwein!«

Deutlich angemerkt werden muss an dieser Stelle: Der Tag des Fastenbrechens stellt die »Halbzeit« der Gesamttherapie dar. Das heißt: Wer beispielsweise 21 Tage lang gefastet hat, der sollte anschließend noch einmal 21 Tage lang wieder aufbauen. Dazu gehört das schonende Essen ebenso wie das langsame, schrittweise Wiedereinsteigen in den Arbeitsalltag. Wer sofort wieder voll zupacken wollte, der müsste mit

Der Tag des Fastenbrechens stellt die »Halbzeit« der Gesamttherapie dar

Die Aufbauphase einkalkulieren

gesundheitlichen Störungen rechnen – und er würde den Erfolg des Fastens sehr rasch zunichte machen. Bei einem, der nur 14 Tage gefastet hat, dauert die Aufbauphase 14 Tage. Mindestens drei oder vier Tage davon verbringt er in der Regel sowieso noch in der Klinik.

Diese Aufbauphase muss also jeder, der das Heilfasten mitmachen will, von vornherein einkalkulieren. Wer 18 Tage lang zu uns kommen will, der kann bestenfalls 14 Tage lang fasten.

Ein Patient schildert sein Heilfasten

Der Journalist Norbert A. Wolf hat sich genau 20 Tage lang in der Schwarzwald Privatklinik Obertal aufgehalten und hier unter unserer Betreuung eine Heilfasten-Therapie durchgeführt. Er schildert sein »Erlebnis«:

Der Journalist Norbert A. Wolf schildert seine Erlebnisse mit dem Heilfasten

Wenn Sie sich vorstellen, was man landläufig unter einem »rasenden Reporter« versteht, dann können Sie sich am leichtesten ein Bild von mir machen. Ich bin einer von dieser Sorte, die von einer »Sensation« zur anderen gepeitscht wird.

Seit nunmehr 12 Jahren arbeite ich bei einer großen Zeitung in Köln als Polizei-Reporter. Ein aufregend schöner, mitunter aber aufreibender, gelegentlich auch enorm belastender Beruf. Täglich begegne ich einer neuen Facette des Lebens. Und meistens sind es die traurigen, bedrückend schlimmen, ja abscheulichen Seiten, eben alles, womit die Polizei konfrontiert wird: Katastrophen, Unglücke, schwere Unfälle, scheinbare Ausweglosigkeit, Verbrechen – menschliche Tragödien, unfassbare Schicksale, über die man nicht einfach berichten kann, um sich danach befriedigt im heimischen Sessel auszustrecken. Wer einmal eine junge Mutter aufsuchen musste, deren beide Kinder eben auf dem Gehsteig von einem Betrunkenen überfahren wurden, wer nach Worten gerungen hat, dieser vom Schmerz zerrissenen Frau das Mitempfinden auszudrücken und ihr klar zu ma-

»Ich habe einen anstrengenden Beruf«

chen, dass man nicht aus Sensationslust oder als »Leichenfledderer« zu ihr kommt, dass man kein gefühlloser Journalist ist, der sich einen Dreck um Trauer und Schmerz anderer Menschen kümmert, sondern einer, der ganz einfach den Auftrag hat, ein Foto der so sinnlos Getöteten zu besorgen und einige Hintergründe zu erfragen, der hat eine kleine Ahnung von meinem Beruf.

Die unfassbare Diagnose

»Ich war gerade 35 Jahre alt geworden, als ich mich schrecklich ausgelaugt, ja ausgebrannt fühlte«

Ich war gerade 35 Jahre alt geworden, als ich mich schrecklich ausgelaugt, ja ausgebrannt fühlte. Schon eine Stunde nach dem Aufstehen war ich wieder todmüde. Meine Konzentrationsfähigkeit war miserabel geworden. Manchmal raste ich mit meinem Wagen durch die Stadt und wusste plötzlich nicht mehr, wohin ich eigentlich wollte. Ich vergaß die wichtigsten Dinge, und immer häufiger unterliefen mir Flüchtigkeitsfehler. Nicht zu reden von der Wetterfühligkeit, von mehr oder weniger regelmäßigen Kopfschmerzen.

Selbst meinen Kollegen fiel mein krasser Leistungsabfall auf. »Mensch, du bist vielleicht urlaubsreif. Willst du nicht einmal richtig ausspannen?«, fragte mich mein Chef.

Ich spürte irgendwie: Mit mir stimmt etwas nicht

Ich spürte irgendwie: Mit mir stimmt etwas nicht. Diese Zerschlagenheit, das kann nicht nur Überarbeitung sein. Tatsächlich fühlte ich mich nach einem vierwöchigen Urlaub auch nicht wesentlich besser. Nun bekam ich richtig Angst.

Da wollte ich es nicht länger hinausschieben. Ich ging zum Arzt, um mich gründlich untersuchen zu lassen. Das Ergebnis war einfach niederschmetternd: »Sie haben eine Arteriosklerose. Vor allem die Herzkranzgefäße und die Halsschlagader sind bereits stark verengt«, sagte der Arzt.

»Sie haben eine Arteriosklerose«

Hätte er gesagt: »Sie sind krebskrank«, hätte mich das nicht so sehr erschüttert. Und ich bäumte mich gegen diese Diagnose auf: »Aber bitte sehr, ich bin noch nicht 60. Auch nicht 50. Haben Sie nicht zufällig meine Untersuchungsunterlagen mit denen eines alten Mannes verwechselt?«

Der Arzt schüttelte den Kopf. »Leider nein. Ich wollte, ich könnte Ihnen einen günstigeren Bescheid geben.«

»Aber, aber«, stotterte ich verwirrt, »verkalkt in meinem Alter, das gibt es doch gar nicht. Das muss ein Irrtum sein.«

Es war keiner, wie mir ein zweiter Arzt bestätigte. Und beide wiederholten, was sich noch ungeheuerlicher anhörte: »Dagegen ist kein Kraut gewachsen. Wir können nur zusehen, dass die Krankheit nicht schlimmer wird. Wir müssen die Blutfettwerte sehr genau überwachen. Sie müssen aufhören zu rauchen und anfangen, gemäßigter zu leben.«

War das wirklich alles, was die Medizin mir zu bieten hatte? Wurde ich nicht mit völlig realitätsfremden Forderungen entlassen: Sieh zu, wie du selber damit fertig wirst! Sollte ich mir etwa einen anderen, weniger aufregenden Beruf suchen? Musste ich mich wirklich damit abfinden, mit 35 Jahren schon ein Greis zu sein?

»In meiner Not begann ich, alles zu lesen, was über Arteriosklerose zu finden war«

In meiner Not begann ich, alles zu lesen, was über Arteriosklerose zu finden war. Ich wühlte mich regelrecht durch die greifbare Literatur – und stieß schließlich auf das Wort Heilfasten. »Bei fachkundiger Führung lässt sich eine Reinigung der Blutgefäße erreichen«, so hieß es in einem kleinen Buch.

Das war für mich das Stichwort. Ich rief die Privatklinik

in Obertal an und fragte, wann ich kommen könnte. Plötzlich war mir nichts mehr wichtiger als die Wiederherstellung meiner Gesundheit. Glücklicherweise konnte ich einen kurzfristigen Termin bekommen. Ich packte meine Koffer und reiste an, entschlossen, alles über mich ergehen zu lassen, und wäre es auch noch so schwer durchzuhalten.

Chefarzt Dr. Geesing studierte die ärztlichen Unterlagen, die ich vorsorglich mitgebracht hatte, und untersuchte mich. Er bestätigte die Diagnose der beiden Ärzte und stimmte dem Heilfasten zu.

»Ich befürchtete ein unsägliches Martyrium«

»Wenn ich das hinter mir habe, werde ich nur noch aus Haut und Knochen bestehen, vorausgesetzt, die Ruhe hier hat mich nicht vorher schon umgebracht«, meinte ich mit bitterem Scherz. Ich hatte, überdeutlich gesagt, die Hosen voll und befürchtete ein unsägliches Martyrium. Doch Dr. Geesing lächelte nur: »Sie werden staunen, wie schnell diese Tage vorüber sind – und wie leicht Sie sie bewältigt haben.«

Solchen Versicherungen stand ich doch sehr misstrauisch gegenüber. Ich schlich durch das Haus und musterte mit gesteigertem Interesse meine Leidensgenossen. Nun gut, die Privatklinik machte überhaupt nicht den Eindruck eines Krankenhauses. Ich hatte eher den Eindruck, mich in einem Hotel erster Klasse zu befinden. Überall dicke, kostbare Teppiche, Blumen, bequeme Polstermöbel. Keinerlei Klinik-Mief, kein Krankenhausgeruch, ich konnte noch so herumschnüffeln. In meinem Zimmer fühlte ich mich auf Anhieb wohl. So wollte ich eigentlich schon lange einmal Urlaub machen. Nur die Stille bedrückte mich zunächst. Deshalb machte ich mich nach kurzer Ruhepause wieder auf »Erkundungsreise« durch die Klinik und um sie herum.

Erstaunliche Erfahrungen

Die erste große Überraschung bei der Begegnung mit anderen »Gästen« war: Hier befand ich mich keineswegs unter »Tattergreisen«, kränkelnden Senioren, Übergewichtigen, Leidenden.
Im Gegenteil. Vom Hallenbad schallte mir heitere Fröhlichkeit entgegen. Dort traf ich junge Menschen, sogar einige Kinder. Und dann erfuhr ich: Hier, an diesem schönen Flecken zwischen anmutig sanften Schwarzwaldbergen, hatten sich nicht nur Fastende eingefunden, nicht nur »Patienten«, sondern viele, die sich vorgenommen hatten, etwas zu tun, um gesund zu bleiben, um die Abwehrkräfte zu stärken, um sicher zu sein, dass sie nicht mit dem befürchteten »Schuss vor den Bug«, dem Ausbruch eines verborgenen Leidens, rechnen mussten.
Nicht nur sie, auch die Rheumakranken, die Asthmatiker, die Herz-Kreislauf-Patienten – und die »Hungerkünstler« wirkten unerwartet freundlich, ja fröhlich. Ich wurde von allen Seiten begrüßt, als wäre ich ein alter Bekannter. Jeder wollte mich auf eine Besonderheit der Klinik hinweisen »Wir spielen dreimal in der Woche Tennis. Wollen Sie nicht mitmachen?« Und: »Heute Abend ist ein Konzert mit Schubertliedern. Das dürfen Sie auf keinen Fall versäumen«. Und so weiter.

»Die Mitpatienten wirkten unerwartet freundlich, ja fröhlich«

Nein, hier war ich nicht in der »Schwarzwaldklinik«, wie ich sie vom Fernsehen her kannte, nicht in einem alten Bau aus dem letzten Jahrhundert mit Intensivstation und heulendem Krankenwagen vor der Tür. Hier war ich in der Schwarzwald Privatklinik Obertal, einem höchst modernen Hotel, das auch verwöhntesten Ansprüchen genügen kann. Trotzdem: Am meisten beruhigte mich die Entdeckung eines First-Class-Hotels direkt gegenüber der Privatklinik. Und dorthin flüchtete ich mich zunächst, um noch einmal köstlich zu speisen – so als wäre es das allerletzte Mal: Schwarzwälder Bauernspeck, Kirschwasser, ein deftiges Bauernbrot. Danach war ich bereit, mich in das Abenteuer Heilfasten zu stürzen.

»Um ganz ehrlich zu sein: Die ersten drei Tage waren für mich grauenhaft«

Um ganz ehrlich zu sein: Die ersten drei Tage waren für mich grauenhaft. Bohrender Hunger quälte mich. Ich griff nach den frischen Äpfeln, obwohl ich nie viel von Obst gehalten hatte. Ich packte meine Schreibmaschine aus und versuchte zu arbeiten. Ich stürmte aus dem Haus und stand auch schon vor der heimeligen Schwarzwaldstube. »Nur ein Schnaps. Ein einziger Schnaps kann doch nicht so schlimm sein!« Glücklicherweise erblickte ich im letzten Moment den Herrn Generaldirektor aus Karlsruhe, den ich vor wenigen Stunden kennen gelernt hatte. Er winkte mir und lud mich ein, ihn auf einem kleinen Spaziergang zu begleiten. Ich schämte mich, denn sicher hatte er mich durchschaut. Doch er sagte nur so nebenhin: »Ich stand schon gut ein Dutzend Mal vor diesem einladenden Haus. Das ergeht uns allen so. Kommen Sie mit. Ich gehe ungern alleine.« Wenig später wanderten wir bereits zu viert. Und es war eine lustige, fast übermütige Runde.

In mir wurde sofort der Journalist wach: ein Interview mit dem Herrn Generaldirektor! Wo bekäme ich schon eine ähnlich günstige Gelegenheit! »Gerne!«, erwiderte mein Begleiter, »aber nicht jetzt und nicht hier. Ich bin einer Unterhaltung nicht abgeneigt. Ich erzähle Ihnen auch von meiner Arbeit. Doch Sie sollten vorübergehend Ihren Beruf einfach vergessen. Kommen Sie, wenn Sie das Heilfasten beendet haben, bei mir in Karlsruhe vorbei.«

»Fast hätte ich aufgegeben«

Dann war ich wieder allein in meinem Zimmer. Und der Hunger begann von neuem zu bohren. Ich legte mich auf das Bett und starrte zur Decke. Mein ganzer Körper vibrierte. Die Stille begann, in meinen Ohren zu dröhnen, so seltsam sich das anhören mag. Die innere Unruhe machte sich in einem unerträglichen Kribbeln bemerkbar. Ich hätte mich gerne in irgendeine Betriebsamkeit gestürzt, um nicht an würzige Speisen denken zu müssen. Endlich gab es wenigstens ein Programm im Fernsehen. Aber weder das Lesen noch Schreiben konnten mich ablenken. Ich glaube, an diesem ersten Abend habe ich sämtliche Freunde, die Familie, Arbeitskollegen angerufen, die mir einfielen. Ich war fest entschlossen, meine Sachen zusammenzupacken und heimzufahren.

»Die innere Unruhe machte sich in einem unerträglichen Kribbeln bemerkbar«

Am dritten Tag ging ich zum Chefarzt, um ihm meinen Entschluss mitzuteilen. Dr. Geesing lachte nur: »Jetzt, wo Sie das Schlimmste bereits hinter sich haben, wollen Sie aufgeben? Glauben Sie mir, morgen ist alles vorbei. Und dann fühlen Sie sich so gut wie schon seit langem nicht mehr. Also: Warten Sie bis morgen. Wenn Sie dann immer noch gehen wollen, dann bitte schön. Aber ich bin ganz sicher: Es wird Ihnen nicht mehr im Traum einfallen.«

»Ich war fest entschlossen, meine Sachen zusammenzupacken und heimzufahren«

Ich schlich beschämt in mein Zimmer zurück. In dieser Nacht schlief ich unruhig. Und ich sagte mir, wenn ich wach lag: »Sobald es hell ist, wird mich keiner mehr zurückhalten!« Ich war regelrecht verzagt, mutlos und kannte nach wie vor nur ein einziges Ziel: möglichst schnell wieder ins Leben zurückzukehren – in den Zustand, den ich für das Leben hielt!

Das Leben auf den Punkt gebracht

Der Morgen kam – und ich sah die versprochene Oase vor mir liegen. Ich konnte es noch gar nicht fassen und misstraute meinem eigenen Gespür.

»Der Hunger machte mir keinerlei Probleme mehr, die Stille und die Ruhe wurden plötzlich als Labsal empfunden«

Ja, und das war tatsächlich die Wende. Der Hunger machte mir keinerlei Probleme mehr, die Stille und die Ruhe wurden plötzlich als Labsal empfunden. Ich fühlte mich von Tag zu Tag wohler. Meistens verließ ich schon morgens das Haus, ging ein paar Schritte in eine Waldlichtung hinauf, setzte mich auf einen gefällten Baumstamm und »träumte« in den Tag hinein. Unglaublich, wie die Gedanken sprudelten, was mir in solchen beglückenden Augenblicken einfiel, wie klar ich plötzlich Probleme durchschaute. Ich hatte immer ein großes Notizbuch bei mir und schrieb die interessantesten Einfälle auf: Skizzen zu einer Geschichte, die ich immer schon einmal schreiben wollte.

»Ich beschäftigte mich mit meiner Lebenssituation«

Das Merkwürdige bei diesen »Betrachtungen«: Sie kehrten immer zu mir, zu meiner Situation, zu meinen »Lebensplänen« zurück. Und die Fragen, die ich an mich selbst richtete, wurden immer noch dringender, fordernder: »Was willst du eigentlich? Welchen Sinn willst du deinem Leben geben?«

Das war nicht nur eine rein intellektuelle Auseinandersetzung, sondern etwas, das mich im Innersten packte, starke Gefühlsregungen nach allen Seiten hin auslöste. Bald schwelgte ich in höchstem Glückserlebnis, bald war ich völlig verwirrt, trübselig, ja wütend auf mich selbst.

Und dann gab es Stunden, in denen ich irgendeinen Menschen brauchte, mit dem ich reden konnte, wobei es wiederum nicht um Belanglosigkeiten und Nebensächlichkeiten, sondern einzig und allein um

Kernfragen ging: »Wie werden Sie Ihr Leben ändern, wenn Sie von hier zurückkehren?«
Oft saß ich mit einem Gast oder in einer kleinen Runde mit anderen beisammen bis tief in die Nacht hinein und wir diskutierten. Eigentlich hätte ich diese Gespräche auf Tonband festhalten sollen, so interessant waren sie.
Dann kam noch einmal, etwa nach 14 Tagen Aufenthalt, ein »Knacks«: Ich hatte plötzlich rasende Bauchschmerzen. Sie wurden so schlimm, dass ich den Arzt rufen musste. Er stellte eine Gallenkolik fest, etwas, das ich nie zuvor gekannt hatte. Zwanzig Minuten lang dauerten die Schmerzen. Dann waren sie ebenso schnell vorbei, wie sie gekommen waren.
Seit jenem Tag bin ich auch von den unangenehmen Blähungen befreit, die mich zuvor mit schöner Regelmäßigkeit heimgesucht hatten. Dr. Geesing bestätigte mir: »Sie sollten froh sein, dass der Grieß abgegangen ist. Damit haben Sie sich möglicherweise eine spätere Gallenoperation erspart.«

Starke Bauchschmerzen, aber danach auch von unangenehmen Blähungen befreit

Schließlich kam der Tag, an dem man mir fast feierlich den ersten Apfel brachte: »Sie haben es geschafft. Nun dürfen Sie wieder essen.« Fast hätte ich gefragt: »Muss das wirklich sein?« Ich glaube, ich habe den Apfel gut eine Stunde lang in der Hand hin und her gedreht, den ersten Bissen immer wieder hinausgezögert. Doch dann biss ich endlich zu. Minutenlang drehte ich den Bissen im Mund herum, als sträube sich der Körper, ihn herunterzuschlucken. Ich brauchte eine halbe Stunde, bis ich den Apfel verzehrt hatte. Diese erste Speise nach 20 Tagen Fasten bekam mir gut. Auch die Kartoffelsuppe, die ich ebenso bedächtig, fast andächtig löffelte, schmeckte mir, als wäre sie das Köstlichste, was diese Welt zu bieten hat.

Merkwürdig, der Abschied von Obertal fiel mir richtig schwer. Ich verspürte so etwas wie Angst, denn ich wusste: Die eigentliche Bewährung kommt erst, wenn ich wieder zu Hause bin. Wenn es darum geht, die erkannte »Wende« nun auch zu leben.

»Die Arteriosklerose war nahezu weg«

Die Schlussuntersuchung ergab unerwartet gute Ergebnisse: Die Arteriosklerose war nahezu weg. Kein »Ticken« und »Rauschen« mehr. Blutdruck, Blutfettwerte nahezu ideal. Während des Fastens habe ich »nur« knapp fünf Kilogramm abgenommen. Mein Gewicht lag knapp unterhalb des »Idealgewichts«.

Dr. Geesing gab mir den Rat mit auf den Weg: »Überlegen Sie jedes Mal, wenn Sie ›rasen‹ wollen, ob es wirklich sein muss. Sie werden feststellen, dass man bei langsamerer Lebensweise oft schneller vorankommt!« Das habe ich beherzigt, im wahrsten Sinne des Wortes. Ich bin ein anderer geworden.

»Ich bin ein anderer geworden«

Glauben Sie nun nicht, ich hätte meinen Beruf aufgegeben, mich in ein weniger hektisches Ressort bei der Zeitung versetzen lassen. Überhaupt nicht. Meinen Beruf übe ich nach wie vor mit demselben Elan aus wie zuvor. Und eher erfolgreicher als in früheren Jahren. Aber gelegentlich einmal, wenn mir ein Auftrag erteilt wird, der mir gegen den Strich geht, sage ich ein klares, entschiedenes Nein. Zu meinem großen Erstaunen gibt das nicht die geringsten Probleme. Es wird viel selbstverständlicher akzeptiert, als ich angenommen hatte.

Über meine gesundheitliche Verfassung ist niemand mehr erstaunt als mein Hausarzt

Das Heilfasten habe ich inzwischen ein zweites Mal durchgeführt. Über meine gesundheitliche Verfassung ist niemand mehr erstaunt als mein Hausarzt, der seinerzeit zur gedrosselten Lebensweise geraten hatte. Als er mich nach meiner ersten Rückkehr aus der Schwarzwald Privatklinik Obertal zum ersten Mal untersuchte, konnte er es gar nicht fassen. »Wenn ich nicht wüsste, dass ich Sie vor Monaten selbst untersucht habe und dabei eine fortgeschrittene Arteriosklerose feststellen musste, würde ich sagen, Sie sind gar nicht derselbe Patient, sondern ein anderer. Ihre Blutgefäße jedenfalls sind wie neu. Verraten Sie mir, was Sie inzwischen unternommen haben.«

»Ganz einfach: Ich habe mich einer Heilfastenkur unterzogen«, war meine lakonische Antwort.

Den fassungslosen Blick des Arztes werde ich nie vergessen.

Wer soll, wer darf heilfasten?

Vor uns stand ein körperliches Wrack

Der Anruf kam aus Hamburg. »Ich habe von Ihren bemerkenswerten Erfolgen mit Heilfasten gelesen. Ich glaube, das wäre auch für mich das einzig Richtige. Ich bin sowieso etwas übergewichtig und außerdem Diabetiker. Dazu kommt noch eine ganze Reihe anderer Wehwehchen. Na, Sie werden ja sehen. Wann darf ich bei Ihnen aufkreuzen?«

Wir mussten Herrn Felix S., einen wohlhabenden Immobilienmakler, vertrösten. Unser Haus war zum Zeitpunkt seines Anrufs voll belegt.

Als er zwölf Wochen später dann zu uns kam, bereit, alles über sich ergehen zu lassen, was unsere Klinik an Naturheilverfahren anzubieten hat, stand ein körperliches Wrack vor uns: Chronische Bronchitis, erhöhter Blutdruck, Blutzuckerwerte, die schon beinahe eine Insulinbehandlung notwendig machten und eine Fettleber, um nur das Wichtigste aufzuzählen. Und das alles mit noch nicht einmal ganz 50 Jahren!

Dazu kam eine akute fiebrige Erkältung. Da sich Herr Felix S. so elend fühlte, wollte er augenblicklich mit der Fastentherapie beginnen. Wir mussten ihm erklären, dass er so keinesfalls mit dem Heilfasten beginnen kann. »Wir müssen Sie erst einmal halbwegs auf die Beine stellen. Solange Sie unter einer akuten fiebrigen Infektion leiden, können wir sowieso keine

Heilfasten-Therapie beginnen.« Wir rieten Herrn Felix S. zunächst zu einer immunmodulierenden Therapie mit Thymosand® zur Stärkung der Abwehrkräfte (s. Lesetipp »Vital Plus« von Niestroj und Pflugbeil und »Immun-Training« von Geesing, hier im Buch S. 192 ff.). »Wir müssen Ihr angeschlagenes Immunsystem stabilisieren, damit es wieder in der Lage ist, Infektionen zu meistern. Sie bekommen 20 Thymosand®-Injektionen. Außerdem stärken wir Ihre Leber und Bauchspeicheldrüse mit einer speziellen Homöopunktur (s.S. 185 ff.). Daneben verordnen wir Ihnen eine spezielle Diät zur Verbesserung des Zuckerstoffwechsels (s. Lesetipp Niestroj: »So gut wie gesund«). Im nächsten Jahr dann, wenn Sie besser beieinander sind, kommen Sie wieder zur Heilfasten-Therapie.«

Felix S. ist zu krank für eine Heilfasten-Therapie

Der Immobilienmakler stimmte zu, froh, nicht fasten zu müssen. Die akute Infektion hatten wir rasch im Griff. Die Homöopunktur mit Hepatorell® (Löwenzahn) und Pankrearell®, (Wasserhyazinthe) – beides aus ökologischem Anbau – injizierten wir an Leber und Bauchspeicheldrüsen – heilsame Akupunkturpunkte – mit gutem Erfolg. Die Diät regulierte den Zuckerstoffwechsel. Als Herr Felix S. uns nach drei Wochen verließ, fühlte er sich so wohl, dass er mir versicherte: »Sehen Sie, Herr Doktor, nun ist mir das Fasten doch tatsächlich erspart geblieben. Ich komme im nächsten Jahr wieder. Dann machen wir dasselbe noch einmal. Es geht ja auch ohne Gewaltanstrengungen!« Und er meldete sich gleich für einen »Heilurlaub« im kommenden September an.

Im nächsten Jahr geht es Felix S. noch schlechter

Als er wiederkehrte, hatte sich sein Gesundheitszustand eher verschlechtert als gebessert. Vor allem das Körpergewicht hatte drastisch zugenommen und der Diabetes sich verschlimmert.

Felix S. ist nur schwer von einer Heilfasten-Therapie zu überzeugen

Nur zwei Diagnosen fielen diesmal günstiger aus: Die Leber war kaum noch vergrößert und nicht mehr so hart, ihre Werte beinahe normal. Und Herr Felix S. war frei von akuten Infektionen. Jetzt empfahlen wir die Heilfasten-Therapie. Es kostete uns viel Mühe, den Immobilienmakler zu überzeugen. Er hatte sich vollkommen auf ein paar Spritzen und eine leichte Diät eingestellt. Und deshalb beteuerte er ziemlich entschieden: »Ich will doch gar nicht mehr, als mich wieder so wohl zu fühlen wie nach der letzten Behandlung. Muss das Fasten wirklich sein? Ein besseres Ergebnis als im vergangenen Jahr können wir doch gar nicht erreichen?«
»Es geht in Ihrem Fall nicht mehr nur um das Wohlfühlen. Sie müssen energisch darangehen, einer gesundheitlichen Katastrophe vorzubeugen, auf die Sie schnurstracks zusteuern«, gaben wir in aller Deutlichkeit zur Antwort. Und erläuterten: »Sehen Sie, Ihr Bluthochdruck beispielsweise bewirkt Leistungssteigerungen und Vitalität. Doch das ist ein gefährliches Wohlbefinden. In Wirklichkeit stehen Sie pausenlos unter Volldampf. Würden Sie Ihrem Wagen unentwegt die höchstmögliche Leistung zumuten? Ständig mit Vollgas fahren? Ganz gewiss nicht. Sie wüssten nämlich, dass der Motor das nicht lange aushalten könnte. Der Verschleiß wäre enorm. Für Ihren Körper aber gilt Ähnliches. Je höher der Blutdruck – und Ihr Blutdruck ist bedrohlich hoch –, desto massiver sind die Schädigungen an den Blutgefäßen. Dazu kommt der Diabetes. Wenn Sie so weiterleben wie bisher, brauchen Sie bald die tägliche Insulin-Injektion, oder Sie werden in Kürze ernsthaft krank sein. Denken Sie darüber nach und teilen Sie uns dann Ihre Entscheidung mit. Wir brauchen Ihr uneingeschränktes Ja, sonst fangen wir erst gar nicht an.«

Herr Felix S. ging sehr nachdenklich fort – und kehrte schon nach einer halben Stunde mit der Entscheidung zurück: »Also gut. Ich bin einverstanden. Wann soll es losgehen?«

Wie erwartet, bereitete das Heilfasten diesem Mann keinerlei Beschwerden

Wie erwartet, bereitete das Heilfasten diesem Mann keinerlei Beschwerden. Er machte mit großem Eifer und exakter Befolgung aller Vorschriften mit.

Die Schlussuntersuchung zeigte: Er war wesentlich gesünder

Diesmal fühlte er sich beim Abschied nicht so wohl wie nach seinem ersten Aufenthalt. Doch die Schlussuntersuchung zeigte: Er war wesentlich gesünder: Die Blutzuckerwerte fast normal, der Blutdruck nur minimal überhöht. Herr Felix S. versprach diesmal nicht spontan, wiederzukommen. Doch er kam ein drittes Mal. Und dabei gelang es uns in einer zweiten Heilfasten-Therapie, die letzten Reste gesundheitlicher Fehlfunktionen auszuräumen. In nur drei Jahren ist der Immobilienmakler biologisch um wenigstens zehn Jahre jünger geworden. Heute kann er wieder unbedenklich Brot und Reis verzehren. Er braucht weder Diabetes-Medikamente noch Insulin. Auch die Blutdrucksenker konnten abgesetzt werden.

In nur drei Jahren ist der Immobilienmakler biologisch um wenigstens zehn Jahre jünger geworden

Und dazu gleich noch ein anderer Fall, der uns lebhaft in Erinnerung ist: Vor zwei Jahren erreichte uns folgender Brief von einer Metzgersfrau aus dem Allgäu:

»Sie sind meine letzte Hoffnung. Seit nunmehr zehn Jahren gehe ich durch die Hölle. Ich bin völlig erschöpft und verbraucht – und niemand konnte mir bisher helfen. Was habe ich schon alles versucht! Typische Verschleißerscheinungen, sagt mein Hausarzt. Ich hätte unvernünftig gerackert und müsste das nun büßen. Zeitweise habe ich täglich zwei Spritzen bekommen, die immer nur noch stärker wurden. Zuletzt gab man mir Cortison. Ich bin gestreckt wor-

Die Patientin fühlt sich elend

den, also am Kopf aufgehängt, weil man hoffte, die verklemmte Bandscheibe würde wieder zurückrutschen. Ich war beim Chiropraktiker. Schließlich überwies man mich sogar in eine Nervenklinik. Alles umsonst. Heute bin ich so weit, dass ich mich nicht einmal mehr ohne Schmerzen im Bett umdrehen kann. Wenn ich um sieben Uhr morgens aufstehe, bin ich um neun Uhr bereits todmüde. Ich könnte stehend einschlafen. Ich bin nicht einmal mehr in der Lage, einen vier Kilogramm schweren Leberkäs zu tragen. Ich kann auch nicht mehr Auto fahren, weil das Sitzen zur Qual würde. Meine Betten muss ich im Sitzen aufschütteln. Dazu kommen ständige Übelkeit, Herzbeschwerden, Schwindelanfälle. Ich kann und will so nicht weiterleben. Sie wissen, wir Schwaben sind immer auf den Beinen. Fleiß wird bei uns ganz großgeschrieben. Was gäbe ich darum, ich könnte wieder wenigstens ein bisschen tätig sein! Helfen Sie mir – wie, das ist mir ganz gleichgültig. Nur helfen Sie mir ...«

»Helfen Sie mir – wie, das ist mir ganz gleichgültig. Nur helfen Sie mir ...«

Was soll man auf solche Briefe antworten – und wir bekommen Hilferufe, die noch weit erschütternder klingen! Wir schrieben Frau Sophie N. zurück: »... Bitte, erwarten Sie von uns keine Wunder. Wenn Sie zu uns kommen wollen, werden wir zwar alles versuchen, Ihre Beschwerden zu lindern. Was Ihnen aber wirklich fehlt, das muss in einer Untersuchung erst geklärt werden. Ob eine Heilung möglich sein wird und welche Therapien in Frage kommen würden, das wird sich erst danach festlegen lassen. Ob eine Heilung erzielt werden kann, das können wir nicht versprechen.«

Frau Sophie N. kam, eine erst 36 Jahre alte, sehr schlanke blonde Frau. Ihr hübsches Gesicht war gezeichnet von traurigen Augen und harten Schmerzfalten rund um den Mund. Ihr Gang war gebeugt, wie der einer alten Frau, die von der Last der Arbeit und von vielen Sorgen niedergedrückt worden war. Ihre Haut war auffallend trocken und fahl. Und das mit erst 36 Jahren!

Uns war rasch klar, dass hier nicht nur ein Bandscheibenleiden vorliegen konnte. Die Aufnahmeuntersuchung erbrachte allerdings keine auffallenden Wertabweichungen, nichts, was auf eine erhebliche Funktionsstörung hätte schließen lassen.

In diesem Fall schwankten wir lange, welche Therapie angebracht wäre. Schließlich einigten wir uns auf eine Kombination von Heilfasten und Homöopunktur, wobei uns bewusst war, dass wir unserer Patientin ganz besondere Aufmerksamkeit schenken mussten.

***Zuerst lief alles ganz normal** …*

Zuerst lief alles ganz normal. Frau Sophie N. kam beinahe spielend über die ersten drei Tage hinweg. Und dann stellten wir mit großer Freude auch fest, dass sie sich mehr und mehr entspannte, dass sich schwerste innere Verkrampfungen zu lösen begannen. Unsere Patientin lebte auf, die Beschwerden wurden erträglicher. Doch dann, am elften Tag, kam der Augenblick, in dem wir das Heilfasten abbrechen mussten. Frau Sophie N. bekam hohes Fieber, als hätte sie sich erkältet. Sie »glühte« wie bei einer Grippe, litt unter heftigen Kopfschmerzen und klagte auch darüber, ihre Haut fühle sich »irgendwie gefühllos« an.

*… **doch dann, am elften Tag, kam der Augenblick, in dem wir das Heilfasten abbrechen mussten***

Wieder einmal war das Fasten zum Kernpunkt ihrer gesundheitlichen Störung vorgedrungen, hatte etwas latent Schlummerndes aktiviert. Doch das war in diesem Fall keine gewöhnliche »Heilkrise«, sondern ein höchst dramatisches Geschehen. Frau Sophie N. fühlte sich schwer krank und verfiel in tiefe Depressionen.

Das eigentliche Übel, an dem Frau Sophie N. litt, wurde aufgedeckt und konnte auskuriert werden

Unter solchen Voraussetzungen ist eine Fortsetzung des Heilfastens nicht möglich. Trotzdem hatte es seinen Sinn gehabt. Das eigentliche Übel, an dem Frau Sophie N. litt, wurde aufgedeckt und konnte auskuriert werden: Im Kieferbereich unter abgetöteten Zähnen befand sich ein Eiterherd. Man könnte sich vorstellen, dass das »gierige« Fastenblut die notdürftige, aber eben nur halbwegs funktionierende Abkapselung dieses Herdes aufgebrochen hatte, so dass der Körper plötzlich gezwungen wurde, energisch gegen die latente Gefahr anzugehen.

Als Sophie N. uns nach knapp vier Wochen verließ, strahlte sie richtig

Wir haben also das Fasten abgebrochen, der Herd wurde ausgeräumt und die Patientin mit einer speziellen Diät wieder aufgebaut. Als sie uns nach knapp vier Wochen verließ, strahlte sie richtig. Ihr »Bandscheibenleiden« hatte sich deutlich gebessert. Ich gab ihr ein ganzes Bündel von Verhaltensmaßregeln mit, und sie versprach, im nächsten Jahr zu einer »ganzen Fastenkur« wiederzukommen.

Bisher kam Frau Sophie N. nicht wieder. Sie schrieb uns aber, das wäre auch überhaupt nicht nötig. Sie sei inzwischen schon völlig gesund. Das »Rückenleiden« habe sich von Tag zu Tag gebessert. Sie könne wieder arbeiten wie in den besten Jahren.

Um es ganz deutlich zu sagen: Solche »Zwischenfälle«, die zum Abbruch der Heilfasten-Therapie zwingen, sind sehr selten. Und selbst dann ist der Behandlungsversuch, wie das Beispiel der Metzgersfrau aus dem Allgäu zeigt, alles andere als ein Misserfolg. Das Heilfasten kann tatsächlich wie ein »unfreiwilliger und umfassender Herdtest« wirken. Und damit ist der erste Schritt zur wirklichen Heilung getan.

Man könnte sogar sagen: Im Fasten findet der Körper, was ihm fehlt, so dass der Arzt endlich weiß, wo er ansetzen kann. Das ist neben dem eigentlichen Heileffekt des Fastens eine ganz wichtige Seite des Heilfastens. Der reaktionsschwach gewordene Körper wird aufgeweckt und zum Handeln gezwungen. Und deshalb kann auch eine abgebrochene Heilfasten-Therapie letztlich zur Heilung oder zumindest zur Besserung eines Leidens führen.

Eine ganz wichtige Seite des Heilfastens: Der reaktionsschwach gewordene Körper wird aufgeweckt und zum Handeln gezwungen

Umgekehrt gilt damit aber auch: Wer eine Heilfasten-Therapie durchgestanden hat, der besitzt eine hohe Garantie dafür, dass sich in seinem Körper nichts Unheilvolles mehr verbirgt, das demnächst als Krankheit ausbrechen könnte. Das gilt in gewissem Maß selbst für so schwere Leiden wie Herzinfarkt oder Krebs. Risikofaktoren, die dazu führen können, werden während des Fastens ausgeschaltet, gewisse »Vorstufen« der Leiden rechtzeitig abgebaut.

Heilfasten ist angebracht

Die Liste der gesundheitlichen Störungen und Krankheiten, die geradezu nach dem Heilfasten rufen, ist entsprechend lang. So lang, dass hier gar nicht alle Indikationen aufgezählt werden können.

Die wichtigsten gesundheitlichen Störungen und Krankheiten, die geradezu nach dem Heilfasten rufen: Stoffwechselstörungen, Herz-Kreislauf-Erkrankungen

Um es bei den wichtigsten zu belassen:

- An der Spitze stehen vor allem Stoffwechselstörungen. Dazu gehören Übergewicht, besonders bei Diabetes, Gicht, aber auch chronische Untergewichtigkeit, wenn Krankheiten ausgeschlossen sind, nahezu alle Rheuma-Formen, selbst Arthrosen bei Übergewicht.
- Ebenso »heilsam« ist das Heilfasten bei Herz-Kreislauf-Erkrankungen, Arteriosklerose auch mit Angina Pectoris, bei zu hohem Blutdruck und – mit beson-

derer Vorsicht – auch bei zu niedrigem Blutdruck, bei Stauungen im Blut- und Lymphgefäßsystem, nach Venenentzündungen und Thrombosen sowie vegetativer Dystonie.

Heilfasten ist sinnvoll bei

Chronische Umweltbelastungen

- chronischen Belastungen durch die Umwelt mit Luftverschmutzungen, Lebensmittelzusätzen unterschiedlicher Art, aber auch vielfältiger Einnahme von Medikamenten bis hin zum Medikamentenmissbrauch, nicht zuletzt aber Belastungen durch Rauchen, Alkohol, extremen Kaffeegenuss u.a.

In diese Gruppe gehören

Allergien

- Allergien wie Heuschnupfen, Nahrungsmittelunverträglichkeiten. In diesen Fällen wird zwar die erbliche Veranlagung nicht verändert, der Körper aber sehr oft in die Lage versetzt, seine »Fehlneigung« zu beherrschen. Das heißt also: Die Anfälligkeit bleibt bestehen, doch der Organismus hält sie unterhalb der Schwelle, an der das Leiden zum Ausbruch käme. Das ist gerade in unseren Tagen, in denen die Allergien so sehr zunehmen, besonders wichtig. Viele Allergien werden leider noch immer nicht als solche erkannt, so dass unendlich viele Menschen völlig unnötig leiden. Allergien nehmen weiterhin zu und werden auch in ihrer Gefährlichkeit verkannt. Es handelt sich dabei keineswegs nur um lästige Störungen, sondern um eine gravierende Verwirrung des Immunsystems, die unbedingt behoben werden muss, weil sie sonst leicht zu einem chronischen Leiden führen kann. (Näheres dazu finden Sie in unserem Buch: »Allergie-Stop« s. Lesetipps.)

Heilfasten ist außerdem sinnvoll bei

Hautkrankheiten

- Hautkrankheiten wie beispielsweise Schuppenflechte, Ekzemen, Akne.

- Krankheiten der Verdauungsorgane. Dazu gehören nicht nur Magen- und Darmleiden – abgesehen von offenen Geschwüren –, sondern auch Leber-Galle-Störungen. Und selbstverständlich alle Verdauungsstörungen wie Verstopfung, Durchfall oder Blähungen.

Krankheiten der Verdauungsorgane

- Frauen- und Männerleiden. Speziell bei hormonellen Störungen der Frau, bei Regelstörungen und chronischen Unterleibsentzündungen sowie Störungen in den Wechseljahren und – bisher zu wenig beachtet – die Veränderungen beim Mann beim Älterwerden (männliches Klimakterium).

Frauen- und Männerleiden

- Neigungen zur Steinbildung, also Beschwerden mit Nieren- oder Gallensteinen.

Neigungen zur Steinbildung

- Nervenleiden ganz allgemein, speziell Migräne, Ischias, nervöse Erschöpfung, Nervenentzündungen, Schlaflosigkeit.

Nervenleiden

Eine Heilfasten-Therapie empfiehlt sich gegebenenfalls auch zur Vorbereitung auf eine notwendigeOperation, besonders vor künstlichem Gelenkersatz bei Übergewicht, zur Stabilisierung der Gesundheit ganz allgemein.

Nach neueren amerikanischen Untersuchungen ist Übergewicht ein nicht zu unterschätzender Risikofaktor für Krebs. Also Heilfasten

- auch zur Krebsvorbeugung.

Die Heilfasten-Therapie kommt nicht in Frage

Demgegenüber sind die »Kontraindikationen« für eine Heilfasten-Therapie an wenigen Fingern abzuzählen. Das Fasten ist verboten:

Wann nicht gefastet werden darf

- Bei ausgeprägter Schwäche, nicht nur im Alter. Was keineswegs heißt, ein 70-Jähriger dürfte nicht mehr fasten. Es kommt einzig darauf an, dass der Körper noch imstande ist zu reagieren. Das hängt aber nicht vom tatsächlichen Alter, sondern von der biologischen Kondition ab.
- Bei schweren fiebrigen Erkrankungen, vor allem bei Tuberkulose.
- Bei Krebs, wenn er bereits zur körperlichen Entkräftung geführt hat.
- Bei starker Überfunktion der Schilddrüse (Hyperthyreose).
- Bei frischen Magen-Darm-Geschwüren.
- Bei Geisteskrankheiten und Psychopathien.
- Bei Kindern unter 8 Jahren.

Aber rechtzeitig muss es geschehen!

Heilfasten nicht immer wieder hinausschieben

Grundsätzlich aber gilt im Hinblick auf das Heilfasten, »dem Königsweg der Heilkunst«, dass diese Therapie die eigentliche Methode zur »Renovierung« der Gesundheit ist. Es wäre absolut falsch, wollte man sie immer wieder hinausschieben, bis man wirklich auf der Nase liegt, oder sie überhaupt erst in Erwägung ziehen, wenn man richtig krank geworden ist.

Eine amerikanische Untersuchung über den Gesundheitszustand des modernen Menschen brachte das erschütternde Ergebnis: Nur noch sechs Prozent fühlen sich uneingeschränkt gesund. Ebenfalls sechs Prozent sind so krank, dass sie das Bett nicht mehr verlassen können. Volle 88 Prozent aber – welch riesige Zahl! – befinden sich in der »Grauzone« zwischen Gesundheit und Krankheit. Die meisten von ihnen sind nicht eigentlich krank, doch sie fühlen sich nicht wohl und haben mehr oder weniger regelmäßig mit gesundheitlichen Störungen und besonders mit Leistungsbeeinträchtigungen zu tun. Und sie nehmen das hin, beseitigen allenfalls Krankheitssymptome, vor allem die Schmerzen, mit meistens viel zu starken und auf Dauer schädlichen Medikamenten. Die Situation dürfte bei uns kaum anders sein. Viele Menschen erkennen früher oder später, dass irgendetwas mit der Gesundheit nicht mehr stimmt. Dann warten sie zunächst einmal darauf, dass der Organismus – so wie bisher immer – das Übel beseitigt. Geschieht das nicht, weil eine gewisse Erschöpfung bis hin zur Regulationsstarre vorliegt, dann glaubt man, hilflos dem Alter Tribut zollen zu müssen. Bis es zu spät ist.

Das ist doch die eigentliche Gesundheitsmisere unserer Tage: Keiner fühlt sich mehr verantwortlich und verpflichtet, selbst etwas für seine Gesundheit zu tun. Alle warten ab, bis eine Krankheit sie niederwirft. Und dann erwarten sie vom Arzt, dass er sie möglichst augenblicklich wieder gesund macht. Diese falsche Einstellung dem höchsten irdischen Gut gegenüber führt aber ganz direkt zu den großen chronischen Leiden, gegen die es dann eben keine »Antibiotika«, keine heilsamen Operationen, keine chemischen Wunderwaffen mehr gibt.

Keiner fühlt sich mehr verantwortlich und verpflichtet, selbst etwas für seine Gesundheit zu tun

Wie viele Milliarden könnten alljährlich an Ausgaben im Gesundheitswesen eingespart werden, wenn man die Menschen dazu bringen könnte, sich in regelmäßigen Abständen um die Wiederherstellung der ganzen Gesundheit zu bemühen! Beispielsweise mit Heilfasten.

Wir können nur jedem, der ein hohes Alter erreichen möchte – und dies bei guter Gesundheit und ungeschmälerter Leistungskraft, denn nur so ist das Alter erstrebenswert – dringend raten, ab dem 35. Lebensjahr, aber spätestens ab dem 40., selbst etwas für die Gesundheit zu tun. Und in den meisten Fällen ist das Beste eben das Heilfasten unter fachkundiger ärztlicher Kontrolle.

Jede Jahreszeit kann zur Fastenzeit werden

Entgegen einer weitverbreiteten Meinung ist das Fasten nicht an eine bestimmte Zeit gebunden

Entgegen einer weitverbreiteten Meinung ist das Fasten nicht an eine bestimmte Zeit gebunden. Seit Jahrtausenden gilt zwar das Frühjahr als der günstigste Zeitpunkt für das Fasten. Und zweifellos ist es in dieser Jahreszeit auch am nötigsten. Im kalten, grauen Winter haben sich im Körper besonders viele »Schlacken« angesammelt. Die Haut war dick eingepackt und kam kaum an Licht und Luft. Man aß in aller Regel bei eingeschränkter Bewegung noch mehr als sonst üblich – aber deutlich weniger frische, vitaminreiche Kost, stattdessen schwere, fette, süße Speisen. In jüngster Zeit hat in diesem Punkt allerdings ein spürbarer Wandel eingesetzt. Immer mehr Menschen besuchen im Herbst und im Winter die Sauna. Der Wintersport, Freizeitanlagen, Hallenbäder bieten günstige Möglichkeiten, etwas für die Gesundheit zu tun. Und diese Möglichkeiten werden auch genutzt, doch noch nicht genug.

Das Frühjahr ist heute nicht mehr so eindeutig wie in früheren Zeiten die eigentliche Fastenzeit

So gesehen ist heute das Frühjahr nicht mehr so eindeutig wie in früheren Zeiten die eigentliche Fastenzeit. Man kann, wenn es vom persönlichen Zeitplan her besser passt, ebenso gut im Sommer, im Herbst, sogar im Winter fasten. Da manche Patienten während des Fastens leicht frieren, sollten besonders kälteempfindliche Menschen eher warme Jahreszeiten wählen.

Wer zu Depressionen neigt, muss darauf achten, dass er nicht gerade in nasskalten und düsteren Wochen fastet.

Der günstigste Zeitpunkt für eine Heilfasten-Therapie: Wenn man am besten abschalten kann

Der günstigste Zeitpunkt für eine Heilfasten-Therapie ist deshalb der Augenblick, in dem man am wenigsten unter Zeitdruck steht, in dem man richtig abschalten und sich ganz auf die Wiederherstellung der Gesundheit konzentrieren kann.

Allein oder mit anderen zusammen?

Ob es zweckmäßiger ist, sich beim Fasten von der Familie zu trennen, oder ob man gemeinsam fastet, das hängt vom Einzelfall ab. Es wurde schon darauf hingewiesen: Ganz wichtig ist der Abstand von allem, was sonst den Alltag belastet. Liegen solche Lasten stark im privaten Bereich, etwa in Partnerschaftsproblemen, dann dürfte es besser sein, sich in dieser Zeit von der Familie zu trennen. Verstehen sich zwei Menschen besonders gut, kann es eine enorme Hilfe sein, wenn beide gemeinsam mitmachen, sich gegenseitig anspornen und stützen. Das gemeinsame Erlebnis des Fastens – und es ist immer ein außergewöhnliches Erlebnis – kann sogar eine Partnerschaft enorm auffrischen, wieder enger zusammenführen. Man muss sich nur von vornherein darüber verständigt haben, dass man bereit ist, der möglichen Krise offen zu begegnen.

Manchmal ist es besser, allein zu fasten

Gelegentlich ist auch ein Ehepaar bei mir. Einer fastet, der andere unterzieht sich währenddessen einer anderen Therapie, ohne dass man sich gegenseitig im Geringsten stört. Wie gesagt: Der Fastende kann ab dem vierten Tag leichten Herzens zusehen, wie es anderen schmeckt.

Der Fastende muss Zeit und die Möglichkeit finden, mit sich allein zu sein

Auch in diesem Punkt gibt es also keine starren Regeln. Wichtig ist nur, dass von außen keine Störungen auf den Fastenden eindringen, dass er nicht mit Sorgen und Problemen belastet wird. Er muss Zeit und die Möglichkeit finden, mit sich allein zu sein, damit er sich den aufkommenden Fragen stellen kann. Dazu gehört gewiss eine Art Isolation. Zum rechten Zeitpunkt muss aber auch ein geeigneter Ansprechpartner zugegen sein, der einmal zuhören kann. Doch der findet sich ganz sicher.

Was beim Heilfasten zu beachten ist

Frau Inge B., eine sehr liebenswürdige, etwas korpulente Dame von 64 Jahren, Mutter von fünf längst erwachsenen Kindern, kam aus Baden-Baden zu uns herüber. Den Weg vom Auto ihres Sohnes, der sie zu uns brachte, bis zur Eingangshalle, nur wenige Meter, musste sie in drei Etappen zurücklegen.

Frau Inge B. litt an der so genannten »Schaufensterkrankheit«: Die arteriellen Durchblutungsstörungen in beiden Beinen waren so schlimm, dass sie jeweils nach fünf Schritten schon stehen bleiben musste, weil sonst die krampfartigen Schmerzen in den Beinen unerträglich geworden wären.

Frau Inge B. litt an der sogenannten »Schaufensterkrankheit«: Schon nach fünf Schritten wurden die Beinschmerzen unerträglich

»Sie glauben gar nicht, wie flink ich früher springen konnte. Von früh bis spät war ich auf den Beinen. Zum Einkaufen, vom Keller hinauf zum Speicher, kreuz und quer durch die Wohnung von 200 Quadratmetern. Und am Wochenende wanderten wir durch die Berge. Die Schwarzwaldroute von Pforzheim bis Freiburg habe ich mit meinem Mann und den Kindern sieben Mal zurückgelegt. Nie hätte ich es für möglich gehalten, dass ich einmal so hinfällig mit meinen dicken hässlichen Beinen nur trippeln kann.« So begrüßte uns die Frau gewissermaßen entschuldigend. Und bekümmert fügte sie hinzu: »Glauben Sie, dass es noch einmal besser wird?«

»Glauben Sie, dass es noch einmal besser wird?«

»Warum sind Sie denn nicht viel früher zu uns gekommen?«, fragten wir dagegen. Sie blickte verlegen: »Herr Doktor, Sie haben keine Ahnung, was ich nicht alles versucht habe! Das Schlimmste waren Entwässerungsmittel, die zu schweren Kreislaufstörungen führten. Dauernd musste ich mich setzen. Niemand hatte mir helfen können. Es war alles nur Zeitvergeudung. Ich hätte längst aufgegeben, würden mich meine Kinder nicht drängen.«

Abgesehen von der »Schaufensterkrankheit« war die Gesundheit von Frau Inge B. recht stabil. Unsere neue Patientin machte einen entschlossenen Eindruck. Also versuchten wir es mit Heilfasten. Nach wenigen Tagen waren die Beine dünner und spannten nicht mehr so. Frau Inge B. konnte wieder schmerzfrei etwa hundert Meter zurücklegen. Nach zwei Wochen war sie imstande, einen Kilometer ohne Krämpfe in den Beinen zu gehen. Am Ende des Heilfastens ging sie wieder eine Stunde – und das in erstaunlich flottem Tempo. Aber sie hatte auch nicht nur gefastet, sondern ein Gehtrainingsprogramm unter krankengymnastischer Anleitung durchgeführt.

Am Ende des Heilfastens ging sie wieder eine Stunde – und das in erstaunlich flottem Tempo

Wieder darf nicht verschwiegen werden: So überwältigend sind die Erfolge nicht in jedem Fall. Doch eine ganz deutliche Besserung erreichen wir in nahezu allen Fällen derartiger Durchblutungsstörungen.

Auch bei Angina-Pectoris-Patienten sind die Ergebnisse meistens so gut, dass die Betroffenen es gar nicht fassen können und sich Selbstvorwürfe machen: »Warum nur habe ich nicht schon viel früher gefastet!«

Auch bei Angina-Pectoris-Patienten sind die Ergebnisse meistens so gut, dass die Betroffenen es gar nicht fassen können

Das Heilfasten wirkt zweifach: Einmal werden Ablagerungen in den Blutgefäßen abgebaut und das Blut fließt wieder besser. Ausreichende Trinkmengen fördern die Fließfähigkeit des Blutes. Zum anderen verringern sich Wasseransammlungen in den Geweben gleich in den ersten Fastentagen deutlich, besonders in den Beinen. Der zu hohe Blutdruck wird abgesenkt und das Herz entlastet.

Dazu kommen aber, und das ist nicht unwesentlich, die günstigen Auswirkungen der gesunden, ruhigen, aufmunternden Umgebung. Gerade bei arteriellen Durchblutungsstörungen empfiehlt man heute den Patienten nicht mehr die Schonung, sondern die gemäßigte, aber regelmäßige Anstrengung bis kurz vor die Schmerzgrenze. Wer an der Schaufensterkrankheit leidet, der wird zum Gehen aufgefordert. Der Angina-Pectoris-Patient macht gymnastische Übungen. Immer wieder. Und dabei lässt sich täglich eine kleine Besserung feststellen: Die Grenze, an der sich der Krampf einstellt, kann schrittweise hinausgeschoben werden. Bei solchem »Training« macht sich die Gemeinschaft der Klinikgäste besonders vorteilhaft bemerkbar: Einer hakt den anderen unter und nimmt ihn mit. Einer spornt den anderen an. Kein falsches Bedauern, kein Wehklagen: Alle wollen gesund werden. Wir wissen heute, dass der Körper, wenn er auf diese Weise gefordert wird, um Verengungen in den Arterien herum, die sich nicht mehr auflösen lassen, »Umleitungen«, so genannte Kollateralen baut. Feine Arterienäste rund um die eigentliche Arterie vergrößern und erweitern sich und übernehmen schließlich die Blutversorgung des Gewebes hinter dem Verschluss. Wenn das gelungen ist, reicht die Versorgung auch bei Anstrengungen wieder aus, nicht nur im Ruhezustand wie zuvor. Es versteht sich von selbst, dass Patienten, die bereits von so genannten »Ruheschmerzen« gequält werden, und Patienten mit Lähmungen nach einem Schlaganfall keine Heilfasten-Therapie mit so gutem Erfolg mehr durchführen können. Sie kämen zu spät.

Gerade bei arteriellen Durchblutungsstörungen empfiehlt man heute den Patienten die gemäßigte, aber regelmäßige Anstrengung

Kein falsches Bedauern, kein Wehklagen: Alle wollen gesund werden

Besonders zu empfehlen ist das Fasten nach einem Herzinfarkt. Ist der Infarkt-Patient wieder einigermaßen hergestellt, so dass er seinen normalen Lebensrhythmus wieder aufnehmen kann, dann ist das Fasten nicht nur erlaubt, sondern sogar anzuraten. Lediglich bei ernsten Rhythmusstörungen sollte die Indikation zum Fasten besonders sorgfältig gestellt werden. Es kann vor einem Rückfall bewahren.

Erkrankungen des rheumatischen Formenkreises

Rheumaschmerzen im Bereich des Stütz- und Bewegungsapparates

Fast jeder hat im Laufe seines Lebens schon einmal – wenn nicht sogar mehrmals – unter Schmerzen in Muskeln, Sehnen, Bändern und besonders Gelenken gelitten, also im Bereich des Stütz- und Bewegungsapparates. Die harmloseste Form ist der Muskelkater. Oft sind die Schmerzen durch Überlastung ausgelöst. Meist verschwinden sie nach kurzer Zeit so plötzlich, wie sie gekommen sind. Sie können aber auch ein Hinweis auf eine rheumatische Erkrankung sein. Der Betroffene sagt dann oft: Ich habe Rheuma. Was er damit ausdrückt ist, dass er Schmerzen im Bereich des Stütz- und Bewegungsapparates hat. Mehr nicht.

Denn hinter dem Sammelbegriff »Rheuma« verbergen sich eine Vielzahl unterschiedlicher Erkrankungen des Stütz- und Bewegungsapparates. Die Beschwerden, vorwiegend Schmerzen, reichen von einem gelegentlichen Ziehen im Rücken bis hin zu unerträglichen Schmerzen in verkrüppelten Gelenken, die kaum noch bewegt werden können und ganz zu versteifen drohen.

Arthrose

Eine der häufigsten Erkrankungen des Stütz- und Bewegungsapparates ist die Arthrose. Hauptursache ist die bewegungsarme, moderne, träge Lebensweise mit Übergewicht, mangelndem Muskelhalt und Fehlstellung der Gelenke, verstärkt durch zu geringe Flüssigkeitsaufnahme. Das Motto sollte sein: Treppe statt Aufzug oder Rolltreppe, Fahrrad statt Auto, Sport, Spaziergänge statt Fernsehen und Internet. Gewichtsabnahme, damit Bewegung wieder Freude macht. Sonst kommt es unweigerlich zu einem Verschleiß des Knorpels der Gelenkflächen, zu einer Arthrose. Der Knorpel wird rauer und schmäler. Raue Knorpelflächen reiben aufeinander. Der Verschleiß nimmt zu und es kommt zu zerstörerischen Entzündungen bis zur Gelenksteife. Rechtzeitige Umkehr ist notwendig!

Hauptursache der Arthrose

Bewegung ist wichtig

Dieser wunderbare gesunde Knorpel ist ursprünglich glatter als Eis. Ein optimaler Stoßdämpfer. Aber der Knorpel hat keine Gefäße. Er wird über die Gelenkinnenhaut, die die Gelenkschmiere (Synovialflüssigkeit) produziert, ernährt. Dies geschieht nur dann optimal, wenn das Gelenk ausreichend bewegt wird. Geschädigt wird der Knorpel zusätzlich durch Überlastung, z.B. bei Übergewicht.

Frau Elfriede W., 53 J., eine Geschäftsfrau, kam auf Empfehlung einer Bekannten, die nach einer Arthrosetherapie, der 3-Komponenten-Therapie, in unserer Klinik wieder schmerzfrei gehen, ja sogar wieder in der Gruppe wandern konnte. Frau W. wollte möglichst gleich bei der Aufnahmeuntersuchung mit dieser Therapie beginnen und so schnell wie möglich wieder nach Hause zurückkehren. Ihr Orthopäde hatte einen Gelenkersatz, den sie einforderte, abgelehnt. Sie konnte weder länger stehen, geschweige denn gehen. Ihre

Arbeit im Handwerksbetrieb ihres Mannes hatte ihr gut gefallen. Sie hatte ein besonderes Geschick, mit Kunden umzugehen – auch schwierigen. Doch jetzt war ihre Tätigkeit auf reine Schreibtischarbeit reduziert. Sie war lustlos und naschte aus Frustration den ganzen Tag. Sie hatte stark zugenommen. Bewegung wurde immer mühsamer und schmerzhafter. Selbst in Ruhe traten Schmerzen in den Knien auf. Zusätzlich war es durch das ewige Sitzen zu Nackenproblemen gekommen. Alle »Rheumamittel«, die sie immer wieder erhielt, hatten langfristig keinen Erfolg gezeigt. Zusätzlich war es zu Magenbeschwerden gekommen.

Frau Elfriede W. hat eine schwere Arthrose hinter den Kniescheiben

Sie hatte Röntgenaufnahmen mitgebracht, die nur eine leichte Kniegelenks-Arthrose zeigten, doch eine schwere Arthrose hinter den Kniescheiben. Der Muskelhalt zeigte sich als außerordentlich schlecht bei extremer Gewichtsbelastung.

Bei der Untersuchung und Beugung der Kniegelenke knirschte es hinter den Kniescheiben und schmerzte sehr. Die Kniescheiben liefen nicht in ihrem natürlichen Lager; sie wichen zur Seite hin aus. Die Knie waren leicht überwärmt, ein Entzündungszeichen. Im Sinne der 3-Komponenten-Therapie, einer speziellen Heilanästhesie, injizierten wir in die druckschmerzhaften Punkte der Knie Dularell®, und Miburell®, um die Knorpelregeneration zu fördern und Entzündung zu mildern, sowie Lidocain, um Schmerzen zu lindern, so dass eine gezielte Krankengymnastik möglich wurde.

Es war harte Arbeit, Frau Elfriede W. von einer Fastentherapie zu überzeugen

Es war harte Arbeit, Frau Elfriede W. von einer Fastentherapie zu überzeugen. Wir erläuterten, dass die Fastentherapie unabdingbar war und zusammen mit der 3-Komponenten-Therapie schneller zum Erfolg führen wird, da so auch die Entzündung besser zu beherrschen ist. Das Fasten würde für sie eine wahre

Runderneuerung bedeuten. Sie werde sich kaum wiedererkennen. Der Anfang würde nicht einfach sein, besonders an den ersten vier Tagen.
Wir gaben zusätzlich spezielle Mikronährstoffe für einen schnelleren Muskelaufbau und eine bessere Knochenstabilisation mit der Vital-Plus-Therapie, der zusätzlichen Gabe von L-Carnitin und Molke unter dem Fasten. Insgesamt führten wir fünf Mal eine Kernspinresonanz-Therapie zur Regeneration des Knorpels durch. Ein spezielles Bewegungs- und Trainingsprogramm war so erfolgreich, dass die Patientin bald am Fastenwandern teilnehmen konnte. Nach dem 4-wöchigen Fasten und der 8-tägigen Aufbauphase war Frau Elfriede W. ganz stolz. »Ich kann mich wieder im Badeanzug zeigen. Laufen macht wieder Spaß. Selbst kleinere Steigungen sind kein Hindernis mehr für mich.«
Als ihr Ehemann sie am Ende des Aufenthaltes abholte, konnte er es fast nicht glauben, dass seine Frau so jugendlich wirkte. »In einem Jahr kommen wir beide zum Fasten«, waren ihre Abschiedsworte.

Als ihr Ehemann sie am Ende des Aufenthaltes abholte, konnte er es fast nicht glauben, dass seine Frau so jugendlich wirkte

Chronische Polyarthritis (juvenile)

Elvira war 14 Jahre alt. Ein sehr lebhaftes, fast wildes Mädchen, die Tochter eines hohen Beamten in Bonn. »Ich muss mir den Finger verstaucht haben«, sagte sie eines Tages zu ihrer Mutter. »Ich kann den Kugelschreiber kaum mehr halten, so weh tut es.«
Trotz verschiedener Salben und heißer Bäder mit Heilkräutern wollte die »Verstauchung« nicht besser werden. Nach sechs Wochen schmerzten die Finger unverändert. Und Elviras Schrift wurde immer krakeliger. Dann plötzlich schien alles vorbei zu sein. Doch nach einer Pause von nur 14 Tagen waren die unheim-

lichen Schmerzen wieder da. Heftiger als zuvor. Elvira kletterte nicht mehr auf die Bäume im Garten. Das Mädchen saß nun teilnahmslos und gelangweilt zu Hause herum. Es wurde immer verschlossener und mied die Freundinnen. Elvira hatte auch keinen rechten Appetit mehr, ließ die leckersten Speisen stehen und schluckte stattdessen pausenlos Schmerztabletten. Sie verlor merklich an Gewicht, war ein ganz anderer Mensch geworden.

Elvira hat Rheuma. Und das mit nur 14 Jahren

Endlich ging die Mutter mit ihr zum Arzt. Die Untersuchung brachte für die Mutter das erschreckende Ergebnis: Rheuma. Und das mit nur 14 Jahren!

Die Krankheit entfaltete sich geradezu rasend schnell

Und die deprimierende Aussicht, für Elvira sei damit – so glaubten sie – die Freude am Leben für immer und damit auch für ihre Eltern dahin. Die Krankheit entfaltete sich geradezu rasend schnell. Zu den Schmerzen und der Unbeweglichkeit der Finger und der Kiefergelenke kamen bald fürchterliche Schmerzen in der Wirbelsäule und ebenso schlimme Kreuzschmerzen. Elvira wurde mit Cortison und Goldpräparaten behandelt. Das verschaffte ihr Linderung, aber keine Besserung des Grundleidens. Elvira musste die Schule verlassen. Bald war sie nicht einmal mehr in der Lage, sich selbst zu kämmen, sich zu kleiden, mit Messer und Gabel zu essen.

»Es ist, als hätten wir ein geistig und körperlich behindertes Kind«, schrieb uns die Mutter verzweifelt. »Die Medikamente können wir nicht absetzen, sonst wird Elvira verrückt vor Schmerzen. Gleichzeitig aber wissen wir, dass unser Kind nicht mehr wachsen wird, wenn es diese Medikamente sowie Cortison noch länger nehmen muss. Vom Cortison ist es schon schrecklich aufgeschwemmt. Gibt es wirklich keine Rettung?«

Da Rheuma keine eindeutige Diagnose ist, ergab erst

die Nachfrage von uns die Diagnose einer chronischen Polyarthritis in der juvenilen (jugendlichen) Form.
Eine Arthritis ist eine Gelenkentzündung; eine chronische Polyarthritis, auch rheumatoide Arthritis genannt, ist eine chronische Entzündung vieler Gelenke, bedingt durch eine Fehlreaktion des Immunsystems, bei der das Immunsystem körpereigenes Gewebe und Zellen als fremd verkennt und angreift (Autoimmunerkrankung). Bei einem Drittel dieser Erkrankungen ist eine genetische Disposition zu erkennen. Zwei Drittel der Erkrankungen werden durch Umweltfaktoren ausgelöst, hauptsächlich durch Infektionen, Rauchen, aber auch vielfältige andere Auslöser.

Die Erkrankung beginnt mit einer Entzündung der Gelenkinnenhaut

Die Erkrankung beginnt mit einer Entzündung der Gelenkinnenhaut, die eine den Knorpel schützende Gelenkschmiere produziert. Wucherungen der Gelenkinnenhaut zerstören den darunter liegenden Knorpel. Im Endstadium kommt es zu Knochenzerstörungen und verkrüppelten und schmerzenden Gelenken.
Die Entzündungsreaktion wird zusätzlich angefacht durch die Aufnahme von ungünstigem tierischem Fett (hier ist besonders die Arachidonsäure entzündungsfördernd, während Fischöl mit Omega-3-Fettsäuren antientzündlich wirkt wie auch Vitamin E).

Wir empfahlen bei Elvira in erster Linie eine Kombination von Heilfasten und der immunmodulierenden Thymosand®-Therapie

In der Schwarzwald Privatklinik Obertal erzielen wir bei der chronischen Polyarthritis speziell mit unserer Rheuma-Therapie immer wieder verblüffend gute Ergebnisse. Wir empfahlen bei Elvira in erster Linie eine Kombination von Heilfasten und der immunmodulierenden Thymosand®-Therapie.
Wir baten aber die Mutter, Elvira nur zu uns zu bringen und während der Therapie nicht dazubleiben. Wir fürchteten, die Überfürsorge und Besorgtheit der Mut-

ter könnte die junge Patientin nur belasten, denn bisher wurde ihr alles abgenommen. Die Selbstständigkeit von Elvira blieb mehr und mehr auf der Strecke. Mutlosigkeit war die Folge, wie die Mutter geschildert hatte.

Elvira kam allein sehr vorsichtig mit kleinen, unsicheren Schrittchen. Ihre Hände, vor allem die Finger, konnte sie kaum mehr bewegen. Ein Bild des Jammers. Die schwierigste Aufgabe für uns war zunächst, den Schild der Unzugänglichkeit zu durchbrechen und überhaupt zu ihr vorzustoßen. Das war nicht einfach. Elvira verhielt sich stumm, abwesend. Sie scheute die geringste Bewegung und war deshalb nicht einmal zum Sprechen zu bewegen.

Elvira verhielt sich stumm, abwesend

Die Aufnahmeuntersuchung der Patientin zeigte überwärmte geschwollene Gelenke, besonders der Hände und hier der Fingergrundgelenke und Mittelgelenke. Auch die Füße und Knie waren betroffen. Jeder Druck, jede Bewegung war schmerzhaft.

Jeder Druck, jede Bewegung war schmerzhaft

Die Laborkontrollen zeigten erhöhte Entzündungsparameter wie Blutsenkung (BSG), C-Reaktives Protein (CRP), ein verändertes Blutbild mit dem Hinweis auf zu wenig verfügbares Eisen, bei eher hohen Eisenwerten. Alles deutete auf einen akut entzündlichen Prozess. Die Zahl der weißen Blutköperchen war aus dem gleichen Grund deutlich erhöht. Die Rheumatests fielen positiv aus. Elvira besaß den so genannten Rheumafaktor, einen Auto-Antikörper, wiederum ein Zeichen der Fehlsteuerung des Immunsystems. Der Körper produziert spezielle Abwehrkräfte – man könnte sagen: gegen sich selbst! Dabei sind es bestimmte weiße Blutkörperchen, so genannte T-Lymphozyten, die die Zellen der Gelenkinnenhaut als fremd und gefährlich verkennen, angreifen und zerstören. Es kommt auch zusätzlich zur zerstörerischen Entzündungsreaktion. Weitere Immunzellen verstärken und unterhalten die Entzündung. So war es bei Elvira.

Ohne Therapie kann die anfangs eher auf einzelne Regionen begrenzte Fehlleistung des Immunsystems weiter ausufern und dann sogar innere Organe wie Herz, Lungen, Augen und Gefäße betreffen. Warum, das ist in den letzten Einzelheiten bis heute noch nicht umfassend aufgeklärt.

Rund drei Millionen Deutsche sind so schwer an Rheuma erkrankt, dass eine dauerhafte, regelmäßige medizinische Betreuung erforderlich ist. Davon leiden eine Million an der rheumatoiden Arthritis mit chronischen Schmerzen und fortschreitender Gelenkzerstörung. Die ersten Symptome treten meist zwischen dem 30. und 60. Lebensjahr auf.

Der Verlauf einer rheumatoiden Arthritis ist sehr unterschiedlich. Wichtig für die Therapie-Entscheidung ist der zu erwartende Krankheitsverlauf.

Der Verlauf einer rheumatoiden Arthritis ist sehr unterschiedlich. Wichtig für die Therapie-Entscheidung ist der zu erwartende Krankheitsverlauf

Fast 40% der Patienten mit rheumatoider Arthritis haben eine einmalige Krankheitssymptomatik über etwa ein Jahr und dann eine Ausheilung oder doch wenigstens einen langjährigen Rückgang der Beschwerden.

Gut 20% der Patienten haben einen deutlichen Rückgang der Beschwerden bis zu 12 Jahren und länger und nur jeweils kurze, seltene Krankheitsphasen.

Bei gut 30% der Patienten verläuft die Krankheit schleichend und fortschreitend zerstörerisch, bei 10% davon aggressiv und schnell zerstörerisch.

Daraus folgt, dass bei gut 40 % der Patienten mit einer rheumatoiden Arthritis eine naturheilkundlich ausgerichtete Therapie unter regelmäßiger Therapiekontrolle sinnvoll und erfolgversprechend ist, wie wir das für Elvira eingeplant haben.

Elviras spezielle Rheumatherapie

Zurück zu Elvira: Schon am Ende der ersten Fastenwoche »taute« das Mädchen auf, wurde lebendiger, heiterer. Elvira erhielt täglich eine Injektion mit Thymosand® in den Gesäßmuskel. Wir konnten die Rheuma-Medikamente, die wir anfänglich noch gegeben hatten, langsam reduzieren, ohne dass Elvira Beschwerden hätte aushalten müssen. Zusätzlich verordneten wir eine tägliche krankengymnastische Therapie, um verkürzte Muskeln vorsichtig zu dehnen und nach und nach auch zu kräftigen. Überwärmte Gelenke wurden mit einer Kältetherapie beruhigt. Nach und nach machte Elvira Fortschritte. Sie ging sicherer und nicht mehr so kleinschrittig. Es war geradezu auffällig, wie sich die Beweglichkeit ihrer Finger von Tag zu Tag steigerte und bald auch ein wenig die Kraft. Auch die Untersuchungen ergaben erfreuliche Werte: Blutsenkung und Leukozytenzahl hatten sich schon beinahe normalisiert.

Am Ende der Heilfasten-Therapie war das Mädchen zum Liebling unserer Gäste geworden

Wir verordneten während der Aufbautage jetzt nach dem Fasten eine entzündungsmindernde vegetarische Kost mit vielen antientzündlichen und immunmodulierenden sekundären Pflanzenstoffen und führten zusätzlich eine antientzündliche Therapie mit Omega-3-Fettsäuren-reichem Fischöl in Kapselform durch.

Am Ende der Heilfasten-Therapie war das Mädchen zum Liebling unserer Gäste geworden, das immer lustig, singend durch die Klinik wirbelte, als hätte es niemals etwas mit Rheuma zu tun gehabt.

Als es abgeholt wurde, konnte die Mutter die Wandlung kaum fassen

Als es abgeholt wurde, konnte die Mutter die Wandlung kaum fassen. »Das ist wie ein Wunder«, sagte sie. »Was haben Sie mit Elvira bloß angestellt?«

»Elvira hat sich mit unserer Hilfe selbst geholfen. Ihr Körper selbst hat den Wandel bewirkt«, konnten wir nur erwidern.

Gezielte Anleitung zu einer Ernährungsumstellung

Die Mutter wie auch Elvira erhielten eine gezielte Anleitung zu einer Ernährungsumstellung im Sinne einer entzündungsmindernden vegetarischen oder lacto-vegetarischen Kost, die kein oder kaum tierisches Fett und damit nur wenig der entzündungsfördernden Arachidonsäure enthält. Erlaubt sind fettarme Milchprodukte, Seefisch und pflanzliche Kost. Eine hohe Zufuhr antientzündlicher und immunmodulierender sekundärer Pflanzenstoffe wird über einen ausreichend hohen Konsum von Obst und Gemüse erreicht. Fünf Portionen Obst und Gemüse sollten es täglich sein. Die Umsetzung ist relativ einfach (siehe S. 204). Die immunmodulierende Therapie mit Thymosand® wurde nach einem halben Jahr wiederholt und danach einmal jährlich mit anhaltendem Erfolg durchgeführt. Weiterhin erhielt Elvira Fischölkapseln. Zusätzlich wurde eine regelmäßige krankengymnastische Therapie durchgeführt.

Und gleich setzten wir hinzu, um möglichen Enttäuschungen von vornherein zu begegnen: »Wir dürfen noch nicht zu früh jubeln. Es ist typisch für solche Rheumaerkrankungen, dass sie zwischendurch wie geheilt erscheinen, bis dann ein Rückfall – ein neuer Schub – kommt. Warten wir nicht, sondern bleiben dauerhaft bei der Ernährungsumstellung und den Fischölkapseln. Tees wie z.B. Brennnessel-Tee oder pflanzliche Therapeutika aus Weidenrinde oder Weihrauch, um nur einige zu nennen, wirken entzündungsmildernd.«

Das alles ereignete sich schon vor 13 Jahren. In den letzten acht Jahren waren keine Aufenthalte in unserer Klinik mehr erforderlich, auch keine Thymosand®-Therapie mehr. Die nicht nur antientzündlich wirkende, sondern allgemein gesunde lacto-vegetarische

Kost mit fünf Portionen Obst und Gemüse hat Elvira als ihre normale Kost bis heute beibehalten, ohne das Gefühl zu haben, eine Diät zu essen.
Vor wenigen Wochen bekamen wir wieder einmal einen Brief von Elvira. Die erfreulichsten Sätze daraus: »Ich brauche nach wie vor keine Medikamente mehr … Ich kann sogar wieder Klavier spielen … Ich bin so groß wie meine Mutter! «

Warum quälen sich so viele Rheumapatienten mit unerträglichen Schmerzen herum?

Wer so etwas liest, der wird sich sofort fragen: Wenn es tatsächlich eine Möglichkeit gibt, vielen Rheuma-Patienten auf diese Weise so erfolgreich zu helfen, warum quälen sich dann immer noch so viele mit unerträglichen Schmerzen herum? Einmal, weil sie sich vor den hochpotenten modernen Rheumamitteln fürchten (Beipackzettel!). Zum anderen, weil die naturheilkundlichen Therapien aufwendig sind, der Patient informiert und eingebunden werden muss und nur eine sorgfältige Verlaufskontrolle die notwendige Sicherheit einer ausreichenden Wirkung sicherstellen kann. Positiv wirkt sich zusätzlich aus, dass der Patient sich bei diesen naturheilkundlichen Therapien nicht hilflos ausgeliefert fühlt, sondern aktiv mitwirken kann.

Naturheilkundliche Therapien sind aufwendig

Gewiss, auch wir Ärzte von der Schwarzwald Privatklinik Obertal können nicht jedem Rheumakranken so spektakulär helfen. Es gibt extrem schnell und aggressiv zerstörerisch verlaufende »Rheuma-Erkrankungen«. Diese Patienten müssen sofort eine moderne Rheuma-Therapie erhalten, die es heute gibt, mit z. B. so genannten Biologicals und/oder Immunsuppressiva. Naturheilkundliche Therapien sind hier nur begleitend sinnvoll.
Wir haben mit unserer Rheuma-Therapie inzwischen zahllose Erfolge zu verbuchen, die mit anderen Methoden so schonend und allumfassend kaum erreich-

bar wären. Wichtig ist auch hier wieder, dass die Therapie rechtzeitig einsetzen muss, dass also nicht bereits Gelenke zerstört und die Beweglichkeit der Glieder völlig blockiert ist.

Asthma

Nicht nur dem Laien, auch dem Fachmann fällt es nicht immer ganz leicht einzusehen, wieso das Heilfasten auf Krankheiten der Atemwege, speziell auf Asthmaanfälle, eine positive Wirkung haben sollte. Und doch ist es so.

Frau Cornelia Th., 44 Jahre alt, Schauspielerin in Frankfurt, ist ein Beispiel dafür. Sie litt seit etwa fünf Jahren unter Asthmaanfällen, die scheinbar unversehens, ohne jede Ankündigung und ohne erkennbaren Grund auftraten, manchmal heftiger, manchmal weniger schlimm. Meistens stellten sie sich ausgerechnet dann ein, wenn die Schauspielerin sie überhaupt nicht brauchen konnte: während ihres Auftritts auf der Bühne. Dann musste sie, nicht selten mitten im Text, innehalten. Sie lief blau an, rang nach Luft und hatte das Gefühl, ersticken zu müssen. Sie begann hörbar zu keuchen. Ihr Atem ging rasselnd. Hinter der Kulisse stand bereits der Arzt mit einer Spritze, die den Krampf in den feineren Bronchien lösen sollte, damit Frau Th. den dort festgehaltenen zähen Schleim abhusten konnte. Versuche, den Auslöser, das Allergen, zu finden, waren bisher erfolglos verlaufen.

Die Schauspielerin Frau Cornelia Th. litt seit etwa fünf Jahren unter Asthmaanfällen

Frau Cornelia Th. wandte sich an uns, nachdem man ihr wegen der zunehmend häufiger werdenden Asthma-Zwischenfälle eine Vertragslösung nahegelegt hatte. »Wenn ich meinen Beruf aufgeben muss, dann hat auch mein Leben keinen Sinn mehr«, sagte die Schauspielerin uns am Telefon. Und sie fragte: »Gibt es auch nur die geringste Chance, mein Asthma wenigstens zu bessern?« »Um das beantworten zu können, müssen wir erst einmal die Ursachen herausfinden. Möglicherweise sind die Anfälle eine allergische Reaktion auf irgendeine Substanz in Ihrer Umgebung, etwa auf Schminke und Puder, wenn man bisher auch keinen Auslöser gefunden hat. Es könnte aber auch sein, dass seelische Komponenten mitspielen«, war unsere Antwort. »Kommen Sie zu einer gründlichen Voruntersuchung. Vorher lässt sich nichts Eindeutiges sagen. Und selbst dabei werden wir die Hintergründe nicht auf Anhieb aufdecken können. Kommen Sie und bringen Sie Zeit und viel Geduld mit.« Das war nicht gerade das, was die Schauspielerin zu hören erhofft hatte. Doch sie kam. Und sie legte uns eine Fülle ärztlicher Diagnosen vor und zeigte große Bereitwilligkeit, sich ernsthaft um die Wiederherstellung der Gesundheit zu bemühen. In ausführlichen Gesprächen wurde ihr sehr schnell klar, dass das Theaterspielen bei ihr eine Angst auslöste, die weit über das normale »Lampenfieber« hinausging. Irgendwie schien diese Angst auch mit der Schminke zusammenzuhängen: »Sobald ich das Zeug nur rieche, verschlägt es mir den Atem«, bekannte Frau Cornelia Th.

Als Erstes die Ursachen des Asthmas herausfinden

Ist es die Theaterschminke?

Selbstverständlich war es unmöglich, der Schauspielerin zu sagen: »Wenn das so ist, dann müssen Sie eben allem, was mit Puder und Schminke zusammenhängt, konsequent aus dem Weg gehen. Wenn die Theaterluft Sie krank macht, dürfen Sie sie nicht mehr einatmen.« Selbst wenn es so einfach wäre, hätte man damit immer noch nicht geklärt, warum der Körper derart überschießend reagiert. Letztlich macht ja wohl in diesem Fall nicht so sehr allein die Schminke krank, sondern die falsche Einstellung, die verrückte Reaktion des Körpers auf sie und das Umfeld und die Ängste, die mit dem Theater jetzt verbunden sind.

Wieder einmal schlugen wir eine Heilfasten-Therapie vor

Doch wie soll man ein so mysteriöses Leiden heilen, solange man die eigentliche Ursache nicht kennt?

Wieder einmal schlugen wir eine Heilfasten-Therapie vor. Und machten uns auf ein besonders schwieriges Unterfangen gefasst. Wussten wir doch, dass die »Heilkrise« bei Asthmapatienten in aller Regel besonders heftig ausbricht – was offensichtlich mit den auch seelischen Ursachen dieses Leidens zusammenhängt.

Um bei Frau Cornelia Th. ganz generell mehr Toleranz gegen eigentlich harmlose Substanzen zu erreichen und ihr damit wieder mehr Sicherheit zu geben, führten wir eine unspezifische Desensibilisierung mit dem Homöopathikum Desarell®, durch. Dabei nutzten wir spezifische Akupunkturpunkte für die Injektion von Desarell® im Rahmen der Homöopunktur, die zusätzlich überschießend allergische Reaktionen abmildert. (s. Lesetipp: »Allergie-Stopp«).

Die ersten vier, fünf Tage verliefen ohne die geringste Komplikation

Tatsächlich wurden die drei Wochen für alle Beteiligten ein hartes Stück Arbeit. Das heißt: Die ersten vier, fünf Tage verliefen ohne die geringste Komplikation. Frau Cornelia Th. fühlte sich in unserer guten Schwarzwaldluft, in der heiteren, freundlichen Umgebung der Klinik ausgesprochen wohl. Sie las sehr viel, begegnete den übrigen Gästen mit großer Liebenswürdigkeit und war sehr ausgeglichen. An einem Abend erfreute sie uns alle mit einer sehr besinnlichen Hölderlin-Lesung. Und das alles ohne das geringste Anzeichen eines Asthmaanfalles.

Doch dann kam die Umkehr. Ab dem siebten Tag war die Schauspielerin wie verwandelt

Doch dann kam die Umkehr. Ab dem siebten Tag war die Schauspielerin wie verwandelt. Zuerst erlitt sie einen sehr heftigen Asthmaanfall im Vorzimmer, während sie auf die Untersuchung wartete. Danach schloss sie sich in ihr Zimmer ein und war nicht bereit, irgendjemandem zu öffnen. Wir konnten hören, wie sie haltlos weinte. »Lassen Sie mich doch in Ruhe. Ich will keinen sehen und hören«, schluchzte sie immer wieder. Und dann schloss sie die Tür plötzlich auf, bat ihren Arzt herein und begann zu reden. Wie ein Sturzbach brach es aus ihr hervor: »Ich habe in meinem Leben alles falsch gemacht ... Ich habe solche Angst vor dem Altwerden ... Glauben Sie, ich könnte noch ein Kind bekommen?«

Wie ein Sturzbach brach es aus ihr hervor: »Ich habe in meinem Leben alles falsch gemacht!«

Das war die erwartete Krise. Sie machte die Hintergründe der Asthma-Erkrankung sichtbar: Alle Ängste und Sorgen mündeten in der einen großen Angst vor dem Altern. Puder und Schminke, eigentlich die Mittel, erste Anzeichen des Welkens zu vertuschen, waren zum Symbol der Selbsttäuschung geworden, der Unfähigkeit, das Alter zu akzeptieren.

Das war die erwartete Krise. Sie machte die Hintergründe der Asthma-Erkrankung sichtbar

Man sprach sehr lange miteinander. Frau Cornelia Th. schüttete ihr Herz aus. Dann schlief sie erschöpft ein. Am nächsten Tag war sie sehr müde, aber innerlich ruhig. Und von da an ging es rasch aufwärts. Um es kurz zu machen: Die Schauspielerin begann noch bei uns, ihre nächste Rolle zu studieren. Und sie steht seit ihrem Aufenthalt bei uns, das war vor siebeneinhalb Jahren, wieder auf der Bühne – bisher ohne einen einzigen Asthmaanfall.

Die Schauspielerin steht seit vielen Jahren wieder auf der Bühne – bisher ohne einen einzigen Asthmaanfall

Damit kein Missverständnis aufkommen kann, muss man hinzufügen: Kaum eine andere Krankheit kann von ihren Ursachen her so vielschichtig sein wie Asthma. Psychische Probleme sind bei Asthma zwar sehr oft beteiligt, doch keineswegs immer und überall der ausschließliche Hintergrund. Sie können auch fehlen. Nicht selten entlarven wir das Leiden während der Behandlung als Allergie. Und bekanntlich gibt es kaum etwas in unserer schönen Welt, worauf der menschliche Körper nicht allergisch reagieren könnte.

Das eben ist das Wunderbare am Heilfasten, dass man bei dieser Therapie den eigentlichen Hintergrund nicht unbedingt von vornherein kennen muss

Das eben ist das Wunderbare am Heilfasten, dass man bei dieser Therapie den eigentlichen Hintergrund nicht unbedingt von vornherein kennen muss, um überhaupt einen Ansatzpunkt zu haben. Der Körper, der im Fasten Gelegenheit bekommt, sich selbst zu helfen, ohne dass er mit Medikamenten neu belastet würde, stößt zum Kernpunkt vor. Fasten öffnet die Seele, Abgewehrtes und Unterdrücktes kann heraus, kann bearbeitet und losgelassen werden. Und selbst dann, wenn die eigentliche Ursache oder die persönliche Neigung zu einer Krankheit nicht beseitigt werden kann, vermag der Körper sich so gut zu wappnen, dass er hinterher besser zu Rande kommt, einen neuen akuten Ausbruch des Leidens vielfach sogar verhindern kann. Er beherrscht die vielleicht angeborene Neigung und meistert die auf ihn einstürmenden Einflüsse und Reize.

Fasten öffnet die Seele, Abgewehrtes und Unterdrücktes kann heraus

Hautkrankheiten

Eduard A. ist Friseur, 32 Jahre alt. Auf den ersten Blick ein imponierender, gut aussehender, gepflegter, hochgewachsener Mann mit athletischer Figur. Einer, dem die Frauenherzen eigentlich nur so zufliegen müssen. Typ: schneidiger jugendlicher Liebhaber. Die Idealbesetzung für jeden Film – hätte man meinen sollen.

Als er uns gegenüberstand, erging es uns wohl wie so vielen seiner Verehrerinnen, die sich fasziniert in seine Nähe drängten, um alsbald kehrtzumachen: Ich er-

Die Haut des jungen Mannes glänzte wie das Schuppenkleid eines Fisches

schrak. So etwas war mir in meiner langjährigen Berufserfahrung noch nie begegnet. Die Haut des jungen Mannes glänzte wie das Schuppenkleid eines Fisches. Ganz frei von den silbrigen Flecken war nur das Gesicht. Auch Hände, Füße, Beine, Arme waren verunstaltet von diesen hässlichen Herden der Schuppenflechte, die am Rücken sogar ineinander übergingen zu einer einzigen, geschlossenen Fläche. Strich man mit der Hand darüber, rieselten die Schuppen wie eine Wolke zu Boden.

»So schlimm ist es nicht immer, aber doch drei-, viermal im Jahr«, entschuldigte sich Eduard A.

»So schlimm ist es nicht immer, aber doch drei-, viermal im Jahr«, entschuldigte sich Eduard A. »Ich erwarte von Ihnen keine Heilung. Doch vielleicht können Sie mir ein wenig Linderung verschaffen? Wenn nicht, dann kann ich mich hier bei Ihnen wenigstens in Ruhe erholen, ohne wie ein Aussätziger gemieden zu werden. Ich habe viel Zeit. Vor drei Wochen verlor ich meine vierte Stelle, weil sich die Kunden weigern, von mir berührt zu werden. Sie wissen, wie wenig es nützt zu versichern, dass meine Krankheit nicht ansteckend ist.«

Die Patientengeschichte

Eduard erzählte uns seine Geschichte: Angefangen hatte das Leiden, als er etwa zwölf Jahre alt geworden war. Zuerst zeigten sich die Flecken, auch Plaques genannt, nur an den Ellenbogen und rund um das Knie. Dann waren sie für kurze Zeit wieder ganz verschwunden. Mit 17 Jahren entdeckte er die Schuppenflechte am Rücken und begab sich in ärztliche Behandlung. Mit wechselhaften Erfolgen. Eduard traute sich bald in kein öffentliches Bad mehr, mied die Sauna und ließ sich auch in der Schule immer häufiger vom Sportunterricht befreien. Die Klassenkameraden hatten sich zwar an sein Aussehen gewöhnt, doch er selbst genierte sich und zog sich immer noch mehr in sich zurück.

Dann kam die Zeit des ersten »Verliebtseins« mit einer Pleite nach der anderen. »Solange ich angezogen blieb, liefen mir die Mädchen nach. Sobald ich etwas mehr Haut zeigen musste, flohen sie entsetzt davon.«
Eduard verließ das Gymnasium und begann eine Friseurlehre. Nur seiner großen Tüchtigkeit war es zu verdanken, dass er diese Lehre überhaupt beenden konnte. Manchmal, wenn die Krankheit besonders stark »aufblühte«, blieb er zu Hause. Und dann versuchte er wieder ein neues Mittel, die Flecken loszuwerden. Auf diesem, von Enttäuschungen gepflasterten Weg kam er bis zum Toten Meer. Wie so oft hatte er geglaubt, endlich befreit zu sein. Und dann bemerkte er nach Wochen, spätestens nach Monaten, wie die geschrumpften Herde wieder zu wachsen begannen.
Da Eduard A. leicht übergewichtig war, rieten wir ihm zu einer Heilfasten-Therapie: »Wenn Sie schon bei uns sind, sollten Sie die Gelegenheit nützen, ganz allgemein etwas für Ihre Gesundheit zu tun. Und es gibt kaum etwas Besseres als das Heilfasten«, meinten wir vorsichtig. Wir wollten dem jungen Mann, der schon so viele Enttäuschungen erleben musste, keine falschen Hoffnungen machen.
Eduard A. war von dieser Vorstellung zuerst überhaupt nicht begeistert, stimmte dann aber zu. Wir hofften natürlich, die Therapie könnte auch seine Schuppenflechte positiv beeinflussen.

Wir hofften, eine Heilfasten-Therapie könnte auch seine Schuppenflechte positiv beeinflussen

Von der Schuppenflechte (Psoriasis) weiß man heute, dass eine bestimmte ererbte Bereitschaft besteht. Doch dies allein löst noch keine Schuppenflechte aus. Es müssen zur ererbten Disposition noch ein oder gar mehrere »Auslöser« hinzukommen. Im Verdacht, solche Auslösefaktoren zu sein, stehen vor allem große psychische Belastungen, Infektionen, übermäßiger

Stress, Medikamente, vielleicht auch Hormone, Alkohol und falsche Ernährung. Auch Stoffwechselstörungen wie etwa Diabetes oder zu hohe Blutfettwerte können zum Ausbruch der Schuppenflechte beitragen – oder dafür sorgen, dass das Leiden chronischen Charakter annimmt. So kommt es dann zu einer gesteigerten Neubildung und Abschuppung der Haut, die wahrscheinlich durch eine Störung des Zellstoffwechsels verursacht wird. Das Auftreten der Schuppenflechte in Schüben, ihr gelegentliches plötzliches Verschwinden, das erneute Schlimmerwerden weisen darauf hin, dass der Körper in der Lage ist, seine ererbte Disposition unter bestimmten, günstigen Voraussetzungen zu beherrschen. Doch die zusätzlichen Faktoren, die erst zum Ausbruch der Krankheit führen, lassen sich ausschalten. Und darauf muss jede Behandlung ausgerichtet sein. Also: Heilung ist unmöglich. Doch man kann mit geeigneten Maßnahmen dafür sorgen, dass die Krankheit zumindest nicht mehr massiv ausbricht.

Heilung ist unmöglich. Doch man kann mit geeigneten Maßnahmen dafür sorgen, dass die Krankheit zumindest nicht mehr massiv ausbricht

Deshalb also unser Rat zum Heilfasten: Vielleicht gelingt es, den oder die »Auslöser« zu beseitigen, den Körper in die Lage zu versetzen, seinen »Defekt« unter Kontrolle zu halten. Und bei Eduard A. gelang das tatsächlich.

In den ersten Tagen nach Beginn der Heilfasten-Therapie verschlimmerte sich das Leiden

In den ersten Tagen nach Beginn der Heilfasten-Therapie verschlimmerte sich das Leiden. Eduard erlitt einen kräftigen »Schub«. Er blickte uns fragend, ja mehr und mehr misstrauisch an. Wir verordneten zusätzlich Einreibungen mit einer Salbe, die einen Vitamin-D-ähnlichen Wirkstoff enthielt. Ab der zweiten Woche bildeten sich die Herde sehr rasch zurück. Gut, das ist bei der Psoriasis oft so, also kein Grund, vorschnell zu jubeln. Auch die fast reine Haut bei seiner Entlassung durfte uns nicht zu dem vorschnellen Schluss verleiten: Die Schuppenflechte ist endgültig auskuriert.

Eduard fühlte sich wohl wie seit Jahren nicht mehr – und er konnte sich sehen lassen

Wie gesagt: So etwas gibt es sowieso nicht. Immerhin, Eduard fühlte sich wohl wie seit Jahren nicht mehr – und er konnte sich sehen lassen. Auch in der Badehose am Strand und im Schwimmbad.

Acht Monate nach seinem ersten Aufenthalt kehrte Eduard vorzeitig zu uns zurück, weil seine Schuppenflechte wieder aufgeflammt war. »Ich habe mich nicht an Ihre Anweisung gehalten und ziemlich unbeherrscht gelebt«, gestand er uns. Seit der zweiten Heilfasten-Therapie ist er von der Schuppenflechte völlig verschont geblieben, da er sich auf unser Anraten hin und nach Anleitung vegetarisch ernährt hat. Er ist inzwischen verheiratet und auch schon Vater geworden.

Seit der zweiten Heilfasten-Therapie ist er von der Schuppenflechte völlig verschont geblieben

Aus meiner Erfahrung kann ich sagen: In der Regel haben wir bei Hauterkrankungen, sei es wie in diesem Fall eine Schuppenflechte, sei es Akne, seien es Ekzeme, stets gute Ergebnisse erzielt. Seit einigen Jahren häufen sich die Fälle der Neurodermitis. Hier sind die Heilerfolge nicht so überzeugend. Doch lindern können wir im Allgemeinen. Nur bei etwa einem Drittel der Betroffenen erzielen wir einen wirklich länger andauernden Erfolg. Die Heilfasten-Therapie ist in solchen Fällen umso »heilsamer«, je früher die Betroffenen zu uns kommen und je weniger mit anderen Mitteln und Methoden an ihnen symptomatisch herumgedoktert wurde. Haut als Spiegel der Seele – die Psyche spielt immer eine nicht zu unterschätzende Rolle.

In der Regel haben wir bei Hauterkrankungen stets gute Ergebnisse erzielt

In den meisten Fällen ist eine gesunde, von Entstellungen völlig freie Haut mit der ersten Therapie noch nicht ganz zu erreichen. Doch wenn der Patient sich zu einer Wiederholung des Heilfastens entschließen kann, ist dieses Ziel nahezu immer realisierbar.

Voraussetzung dafür, dass die Haut hinterher gesund und rein bleibt, ist aber, dass sich der Patient an die Regeln hält, die er von uns mitbekommt. Und er sollte wenigstens alle zwei Jahre das Heilfasten wiederholen.

Ein zu hoher Preis – nicht nur für Schönheit, für gutes Aussehen, sondern vor allem für die Gesundheit? Wer mit Hauterkrankungen jemals zu tun gehabt hat, wird ohne jedes Zögern zugeben: Ganz bestimmt nicht. Die Haut ist weit mehr als nur das wunderschöne »Kleid« unseres Körpers. Es ist unser größter Schutz und noch dazu ein ganz wichtiges Organ. Unreine, fehlerhafte Haut ist immer ein Zeichen einer gesundheitlichen Störung. Auf der Haut zeigt es sich zuerst, wenn im Organismus etwas nicht stimmt, weshalb wir noch viel sorgfältiger und gründlicher als bisher auf eine makellose Haut achten und bemüht sein sollten, jeden auftretenden »Fehler« sofort und gründlich zu korrigieren (s. Lesetipp: »Schutzorgan Haut«).

Auf der Haut zeigt es sich zuerst, wenn im Organismus etwas nicht stimmt

Magen-Darm-Erkrankungen

Die junge Ärztin Monika Sch. ist äußerst einsilbig

Die junge Ärztin Monika Sch. aus Würzburg war 31 Jahre alt, als sie zu uns kam. Eine sehr hübsche, in sich gekehrte junge Frau. Mutter eines fünfjährigen Mädchens. Schon ihre Bitte um einen »Termin zwecks Durchführung einer Heilfasten-Kur« war sehr einsilbig gewesen. Als sie uns dann gegenübersaß, mussten wir jedes Wort aus ihr herauslocken. Meistens antwortete sie uns mit einem knappen Ja oder Nein. Nicht der geringste Anflug eines Lächelns. Scheinbar keinerlei seelische Regung. Wenn wir einen kleinen Scherz versuchten, sah sie uns verwundert mit großen Augen an, als wäre das absolut ungehörig, vor allem dort, wo es um Fragen der Gesundheit geht.

»Ich möchte meine Verdauungsbeschwerden in Ordnung bringen«, sagte sie fast trotzig und blickte an uns vorbei. Sie legte ein Krankenblatt vor uns auf den Schreibtisch. »Hier finden Sie alles, was Sie wissen müssen. Wann können wir beginnen? Heute noch? Ich muss am 17. meinen Dienst im Krankenhaus wieder antreten.« Damit hatte sie sich selbst also 15 Tage gegeben. Wir dürfen das alles so erzählen, weil die Frau Doktor heute selbst darüber lachen kann und uns ausdrücklich aufgefordert hat: »Sollte Ihnen wieder einmal eine Patientin so verschlossen und arrogant gegenübersitzen, dann legen Sie die Person übers Knie und verabreichen ihr eine gehörige Tracht Prügel. Mir hätte das damals sicherlich auch gut getan.«

»Ich möchte meine Verdauungsbeschwerden in Ordnung bringen«

An jenem Ankunftstag war weder Frau Monika noch uns zum Lachen zumute. Am liebsten hätten wir zu ihr gesagt: »Fahren Sie wieder nach Hause. Wir sehen keine Chance, Ihnen helfen zu können.« Denn es gibt kaum eine schlechtere Voraussetzung für eine Heilfasten-Therapie als eine derartige Verschlossenheit, mussten wir doch befürchten, dass Frau Monika Sch. sich uns und den notwendigen Maßnahmen innerlich widersetzen würde. Wir wussten: Wenn es uns nicht gelang, die junge Ärztin zur vertrauensvollen Zusammenarbeit zu bewegen, müsste auch die Heilfasten-Therapie letztlich Stückwerk bleiben.

Wir wussten: Wenn es uns nicht gelang, die junge Ärztin zur vertrauensvollen Zusammenarbeit zu bewegen, müsste auch die Heilfasten-Therapie letztlich Stückwerk bleiben

Deshalb sagten wir fast grob: »Frau Kollegin, wir können erst beginnen, wenn Sie uns erzählt haben, warum Sie wirklich zu uns gekommen sind. Sie sind doch eine intelligente Frau und wissen, dass Ihre Verdauungsbeschwerden eine Ursache haben, die es zu finden gilt. Also. Wir können Sie nur führen, wenn Sie sich führen lassen. Bitte, erzählen Sie uns ein wenig über sich.« Nun begann ein regelrechtes Ringen, das tagelang andauerte. Gelegentlich wurde die Ärztin etwas zugänglicher. Dann plötzlich verhielt sie sich wieder geradezu feindselig, so, als wären wir üble Widersacher.

Monika Sch. wurde von einer extrem ehrgeizigen Mutter erzogen

Nach und nach bekamen wir aber doch Einblick in ihr Leben. Monika Sch. stammte aus einer einfachen Familie, die man gewöhnlich als kleinbürgerlich bezeichnet. Der Vater hatte sich zeitlebens wenig um sie gekümmert und die Erziehung ganz in die Hände einer extrem ehrgeizigen Mutter gelegt. Schon in den ersten Schuljahren bekam Monika beinahe täglich zu hören: Du bist sehr gescheit und wirst einmal eine tüchtige Wissenschaftlerin. Monika ging aufs Gymnasium, als die Eltern ein Haus bauten – und ihrer Tochter im Keller ein Labor einrichteten. Nicht, weil Monika das gewünscht hätte, sondern weil für die Mutter unumstößlich feststand: Sie ist ein Genie und muss alle Voraussetzungen vorfinden, sich frei entfalten zu können.

Kurz vor dem Abitur wurde Monika krank

Kurz vor dem Abitur wurde Monika krank. Sie litt unter so heftigen Schmerzen, dass die Ärzte einen Tumor befürchteten. Glücklicherweise stellte sich alsbald heraus, dass das nicht der Fall war. Doch Monika wurde voll gepumpt mit Antibiotika. Und seit jener Zeit wichen die Verdauungsbeschwerden nicht mehr.

Und seit jener Zeit wichen die Verdauungsbeschwerden nicht mehr

Damals tauchte erstmals auch der Verdacht auf, Monika könnte durch den Ehrgeiz ihrer Mutter überfordert sein, ohne die Kraft zu besitzen, sich gegen die hohen Erwartungen aufzulehnen. Sie bestand das Abitur ein Jahr später und begann gehorsam ihr Medizinstudium. Gleichzeitig lernte sie einen jungen Mann kennen, den sie sehr liebte, der aber an einer dauerhaften Beziehung nicht interessiert war. Sie bekam ein Kind – nachdem der Freund sich längst verabschiedet hatte. Unter schwierigsten Verhältnissen führte sie schließlich das Studium zu Ende und wurde Ärztin. Seit nunmehr sieben Jahren hatte Monika immer wieder Durchfall – meistens drei Tage hintereinander, danach zehn, zwölf Tage Verstopfung.

Neben den üblichen Labortests ließen wir in diesem Fall auch verschiedene Tumor-Marker (Krebstests) machen. Sie waren glücklicherweise negativ. Auch die Darmspiegelung zeigte bis auf einen etwas gereizten Enddarm und kleine Hämorrhoiden keine Auffälligkeit. So konnten wir das Fasten beginnen. Die erste Woche des Heilfastens war ausgesprochen schwierig. Frau Monika Sch. machte zwar sehr diszipliniert mit, doch ihre Stimmung verdüsterte sich zusehends. Und sie wich nach wie vor jedem Kontakt und jeder Aussprache aus. Meistens saß sie still auf ihrem Balkon und versteckte sich hinter einem Buch. Doch dann machte sich mehr und mehr die heilsame Wirkung des Fastens bemerkbar. Frau Monika Sch. unternahm Spaziergänge, zuerst allein, schließlich mit anderen Gästen unserer Klinik zusammen. Und sie wurde gesprächiger.

Die erste Woche des Heilfastens war ausgesprochen schwierig

Doch dann machte sich mehr und mehr die heilsame Wirkung des Fastens bemerkbar

Das Heilfasten musste auf 13 Tage abgekürzt werden, weil die Ärztin abreisen musste. Doch bei der Verabschiedung versprach sie uns, in einem Vierteljahr wiederzukommen. Und sie kam. »Es geht mir viel besser als das letzte Mal«, erzählte sie uns. »Diesmal habe ich drei Wochen Zeit. Wollen wir gleich beginnen?« Das zweite Fasten begann problemlos und verlief ohne eine nach außen hin spürbare Krise, wenngleich die junge Ärztin eine gewisse Skepsis dem Heilfasten gegenüber zunächst nicht ganz abschütteln konnte.

Monika Sch. kam nach einem Vierteljahr wieder

Während der zweiten Woche fragte sie uns bei der täglichen Kontrolluntersuchung unvermittelt: »Nun erklären Sie mir doch einmal, warum haben wir im Studium von alldem, was Sie hier machen, nicht ein Sterbenswort erfahren? Ich darf gar nicht daran denken, was aus mir hätte werden können, wäre ich nicht mehr oder weniger zufällig auf das Heilfasten hingewiesen worden!«

Frau Monika Sch., das muss man wieder hinzufügen, hat sich in unserer Klinik, in der Patientengemeinschaft, sehr wohl gefühlt und mit einer jungen Frau eine tiefe Freundschaft geschlossen. Doch das gehört zu einer erfolgreichen Therapie eben dazu, speziell beim Heilfasten: Damit es voll wirksam werden kann, muss nicht nur der erfahrene Fastenarzt als ständiger Begleiter zugegen sein, einer, der Fasten-Erfahrung hat. Es ist auch eine erholsame Atmosphäre nötig, die beispielsweise ein Krankenhaus, wäre es auch noch so schön gelegen und noch so gut geführt, nicht bieten kann. Der Patient braucht das Gefühl, sich befreit zu wissen, als befände er sich in einem besonders gelungenen Urlaub für die Gesundheit. Er muss mit Menschen zusammen sein, die ähnliche Ziele verfolgen wie er selbst. Man könnte fast sagen, er muss sich in familiärer, gepflegter Atmosphäre rundum wohl fühlen, damit neue Hoffnung und neue Zuversicht keimen können. Wenn viele Patienten bei uns wie Frau Dr. Sch. zu Stammgästen geworden sind, wenn das Wort »Patient« bei uns geradezu verpönt ist und von den Gesundheit Suchenden und um die eigene Gesundheit Bemühten ganz selbstverständlich durch den Begriff »Gast« ersetzt wird, dann spricht das dafür, dass sie hier genau das finden, was sie brauchen, um »heil« zu werden und/oder auch zu bleiben: eben die richtige Atmosphäre.

Zu einem gelungenen Fasten ist auch eine erholsame Atmosphäre nötig

Die Behandlung von Magen-Darm-Erkrankungen nimmt bei uns innerhalb der Heilfasten-Therapie einen breiten Raum ein. Der Grund dafür ist leicht einzusehen: Neben der gesunden Ernährung ist die ungestörte Verdauung das A und O der Gesundheit. Es muss nicht unbedingt »der Teufel im Darm« sitzen, wie man früher sagte. Doch viele gesundheitliche Störungen und ernsthafte Erkrankungen nehmen ihren Ausgang von Fehlern in der Verdauung. Insofern waren die Bemühungen der Alten um eine geregelte, gesunde Verdauung absolut richtig.

Viele gesundheitliche Störungen und ernsthafte Erkrankungen nehmen ihren Ausgang von Fehlern in der Verdauung

In unseren Tagen werden solche Fehler durch unvernünftiges Essen, durch vielfach wertlose oder gar schädliche Nährstoffe und durch gehetztes, maßloses Hinunterwürgen der Mahlzeiten immer vielfältiger und schlimmer. Man isst zwischen Tür und Angel, um sich sofort wieder in die Arbeit zu stürzen, gibt dem Körper weder Zeit noch Gelegenheit, richtig zu verdauen.

Mit unseren jungen Menschen wächst eine Generation heran – man bezeichnet sie treffend als die »Fast-Food-Generation« –, die nicht nur keine Esskultur mehr kennt, sondern die sich durch das Vollstopfen mit genau den falschen Speisen und Getränken systematisch krank macht. Statt Frischgemüse und Obst: Fett; statt gesunder Fruchtsaft-Getränke: Getränke mit viel Zucker, verführerischen Aromen, Koffein und besonders Alkohol (Alcopops), die immer mehr Kinder und Jugendliche gefährden. Das muss einfach verheerende Folgen nach sich ziehen. Da loben wir die schöne alte Milchbar nach dem Krieg als gesunden Treffpunkt der Jugend.

Junge Menschen machen sich mit genau den falschen Speisen und Getränken systematisch krank

Und keineswegs besser ist es mit der Ausscheidung der Nahrungsreste, dem Stuhlgang. Millionen Menschen – und es sind überwiegend Frauen – leiden ständig unter Verstopfung, nehmen teilweise über Jahre hinweg Abführmittel. Die gefährlichen Mittel schädigen teils

***Gefährlich:** Antibiotika – sie vernichten nicht nur krank machende Bakterien, sondern zugleich immer auch und im selben Maße die nützlichen Darmbakterien*

die Schleimhaut und die Nerven des Darmsystems und belasten Leber und Nieren. Fast in jedem Fall lösen sie akute und chronische Kalium- und Magnesium-Mangelzustände aus, die wiederum zu Verstopfung führen. Es kommt ein Fehlverhalten hinzu, das beinahe noch bedrohlicher für die Gesundheit ist: die oft sehr leichtfertige Anwendung von Antibiotika. Diese segensreichen Medikamente, die letztlich die großen bakteriellen Seuchen besiegten, denen also Millionen Menschen ihr Leben verdanken, werden viel zu oft am falschen Ort, zur falschen Zeit eingesetzt. Bei Erkältungskrankheiten beispielsweise, wo sie sowieso nicht helfen können, weil sie gegen Viren wirkungslos sind. Schnupfen, Husten, grippale Infekte werden fast ausschließlich von Viren verursacht.
Antibiotika aber vernichten nicht nur krankmachende Bakterien, sondern zugleich immer auch und im selben Maße die nützlichen Darmbakterien, auf deren aktive Mithilfe unser Körper bei der Verdauung angewiesen ist. Diese zerlegen nicht nur Nahrungsreste, die ohne sie unverdaubar blieben, sie bilden auch wertvolle Vitamine. Jeder sollte sich daher nach einer Antibiotika-Behandlung um den notwendigen Wiederaufbau der Darmflora bemühen.

Symbioselenkung

Sinn dieser Therapie ist der Aufbau und die Stabilisierung einer gesunden Darmflora

Eine Symbioselenkung – im alten Sprachgebrauch vielen vertraut – wird heute auch als mikrobielle Therapie bezeichnet. Sinn dieser Therapie ist der Aufbau und die Stabilisierung einer gesunden Darmflora, die im Kontakt mit dem Darm ein ständiges Immuntraining bildet. Hier entsteht sonst ein ungeheuer wichtiges Gesundheitsproblem. Wenn die Verdauung nicht reibungslos funktionieren kann, dann gerät sehr schnell der ganze Organismus durcheinander. (Lesetipp: »Gesundheit aus dem Bauch«)

Wer denkt schon bei gesundheitlichen Störungen und Krankheiten an die Verdauung?

Wer denkt schon bei unerklärlicher Müdigkeit, bei Kopfschmerzen, bei Herzbeschwerden, Atembeschwerden an die Verdauung? Wer ahnt, dass sein Rheuma aus mangelhafter Verdauung – einer Störung des Darms – resultieren könnte? Ganz abgesehen von Leber- und Nierenerkrankungen! Wer einmal richtig gefastet und dabei die Erleichterung erfahren hat, die durch den Wegfall der Verdauungsarbeit entsteht, der hat ein Gespür dafür bekommen, wie nötig es ist, dem Körper vor allem nach größeren Mahlzeiten Zeit für die Verdauung einzuräumen. Der wird von selbst aufhören, in späten Abendstunden noch üppige, schwere Mahlzeiten in sich hineinzustopfen. Das Fasten aber gibt dem Körper, der die gesunde Verdauung verlernt hat, weil er dabei immer nur behindert wurde, Gelegenheit, zunächst den Darm von allen belastenden Resten zu säubern, kleinere Blessuren auszuheilen und danach wieder »wie neu« zu funktionieren.

Die große Reinigungskraft des Fastens

Unbedingt erwähnt werden muss in diesem Zusammenhang, dass auch die zur Verdauung so wichtigen Organe wie Gallenblase und Bauchspeicheldrüse die Gelegenheit bekommen, sich zu erneuern. Gallenkoliken durch Abgang von Gallengrieß, der bisher den gesunden Abfluss der Galle blockierte, gehören zu den nicht gerade selten beobachteten »Nebenwirkungen« des Heilfastens. Sie sind ein Beweis für die große Reinigungskraft des Fastens. Aber auch die durch Stress und übermäßige Ernährung so oft schon nahezu erschöpfte Bauchspeicheldrüse, die nicht nur das Insulin ins Blut schickt, sondern auch die für die Verdauung so wichtigen Enzyme herstellt und in den Darm leitet, findet Zeit, sich zu erholen. Und auch das ist ein ganz

Heilfasten – Erholung auch für die Bauchspeicheldrüse

wichtiger Punkt: Enzyme, die nicht zur Verdauung benötigt werden, können zu »Reinigungsarbeiten« im Körper herangezogen werden. Vor allem die Eiweiß spaltenden Enzyme sind wesentlich beteiligt an der Beseitigung von noch nicht aktiven Viren, an der Auflösung von Immunkomplexen und am Abbau kranker oder abgestorbener Zellen, um wiederum nur einige Beispiele zu nennen. Die moderne hektische Lebensweise bringt es mit sich, dass die Bauchspeicheldrüse vieler Menschen schon um das 40. Lebensjahr Erschöpfungsanzeichen aufweist. Dann eben heilen Wunden schlechter, treten Verdauungsstörungen wie etwa Blähungen auf. Das Heilfasten bietet nicht zuletzt diesem überstrapazierten und oft so vernachlässigten Organ die schönste Gelegenheit zur Erholung.
Selten kann Heilfasten nicht durchgeführt werden, so bei offenen Magengeschwüren und Geschwüren des Zwölffingerdarms oder auch bei akuter Magenschleimhautentzündung. Andere Therapien müssen dann vorgeschaltet werden, um Fasten später möglich zu machen.

Methoden der Darmreinigung

Einläufe

Einläufe zur gründlichen Darmreinigung

Eine gründliche Darmreinigung während des Heilfastens ist eine unverzichtbare Maßnahme. Die Entlastung und Entschlackung des Dickdarms wirkt sich während des Fastens positiv auf die Gesundheit aus. In Form von Einläufen gehört sie zu den ältesten Heilmethoden der Welt, wie schon in dem ägyptischen Papyrus von Eber vor mehr als 3500 Jahren beschrieben. Heute wissen wir mehr über unseren Darm. Die Zahl der Mikroorganismen in unserem Darm übersteigt die

Zahl all unserer Körperzellen bei weitem. Ein Drittel unseres Stuhls besteht in der Regel aus Bakterien. Der gesunde Mensch ist ein Lebensraum für Mikroorganismen, die ein Eigeninteresse haben, ihren Wirt gesund zu erhalten. Diese ständige Auseinandersetzung unseres Immunsystems an den Grenzflächen unseres Körpers mit der Mikroflora im Bereich der Schleimhaut und Haut trainiert und stabilisiert unser Immunsystem (s. Lesetipp »Gesundheit aus dem Bauch«, »Immuntraining«).

Kolonhydrotherapie

In den USA wurde die jahrtausendelang bewährte Einlauf-Therapie optimiert zur Kolonhydrotherapie. Dabei liegt der Patient bequem in Links-Seitenlage auf der Behandlungsliege. Durch ein kleines Kunststoffrohr fließt erwärmtes Wasser in den Darm. In einem geschlossenen System mobilisiert und transportiert das Wasser den Darminhalt und die Schlacken geruchsfrei aus dem Darm heraus. Eine sanfte Bauchdeckenmassage unterstützt den Vorgang und entspannt gleichzeitig. Der Therapeut ertastet Problemzonen und wirkt auf diese positiv regulierend ein.

Kolonhydrotherapie – optimiert die Einlauf-Therapie

Frauenleiden

Fasten, um endlich ein Kind zu bekommen – sollte so etwas tatsächlich möglich sein? Wie das Beispiel von Frau Hedwig zeigt, ist es möglich.

Die Juristin hatte erst mit 31 Jahren geheiratet, war mittlerweile schon fast 36. Seit fünf Jahren wartete sie vergeblich darauf, Mutter zu werden. Und weil sich die große Sehnsucht nicht erfüllte, geriet sie zunehmend in

Fasten, um endlich ein Kind zu bekommen?

Panik. Sie wusste: Bald wird es endgültig zu spät sein. »Dieser Gedanke«, so gestand sie später, »hat mich fast verrückt gemacht.« Sie hatte alles versucht, was es an therapeutischen Möglichkeiten gibt, einschließlich Moorbädern und Hormonkuren. Zweimal war sie schwanger gewesen, hatte aber jedes Mal das Kind vorzeitig verloren.

Zu uns kam Frau Hedwig eigentlich nicht, um neue Hoffnung zu schöpfen. Sie wollte ganz einfach »etwas abspecken«

Zu uns kam Frau Hedwig eigentlich nicht, um neue Hoffnung zu schöpfen. Sie wollte ganz einfach »etwas abspecken«, denn sie hatte etwa vier Kilogramm Übergewicht. Das Fasten verlief programmgemäß und ohne eigentliche Probleme. Zu Beginn machte der Patientin nur die innere Nervosität arg zu schaffen. Die aufgezwungene Ruhe, die sie absolut nicht mehr gewohnt war, peinigte sie. Das dauerte etwa vier Tage. Am fünften Tag kam sie und berichtete strahlend: »Heute Nacht habe ich zum ersten Mal richtig tief und gesund geschlafen. Ich fühle mich, als könnte ich Bäume ausreißen.«

Von diesem Augenblick an blühte Frau Hedwig auf. Sie schob ihre Akten, die sie mitgebracht hatte, zur Seite und ging mit den anderen Gästen hinaus an die frische Luft. Sie setzte sich an den Flügel und spielte Chopin. Und sie organisierte unter den Gästen ein Schachturnier, das sie auch gewann.

»Ich habe sogar meinen Kummer, kein Kind zu bekommen, vergessen«

»Ich fühle mich frei wie selten zuvor in meinem Leben«, schwärmte sie. »Ich habe sogar meinen Kummer, kein Kind zu bekommen, vergessen. Ich bin bereit, mich damit abzufinden. Wenn es nicht sein soll, dann eben nicht.«

Die Juristin hat 18 Tage bei uns gefastet und dabei sechs Kilogramm abgenommen. Als sie uns verließ, sah sie um wenigstens sieben Jahre jünger aus. Doch nun das erfreuliche Ende: Vier Monate später erhielten wir Post von Frau Hedwig: »Ich bin im dritten Monat schwanger. Drücken Sie mir die Daumen, dass es weiterhin gut geht.« Es ging gut. Frau Hedwig hat einen strammen Jungen bekommen und ist verständlicherweise überglücklich.

Bald nach dem Heilfasten schwanger

Ehrlich gesagt: Wir hatten so etwas gehofft, doch niemals gewagt, ihr Hoffnungen zu machen.

Untersuchungen haben ergeben, dass Frauen, die schon einmal eine Fehlgeburt hatten, ohne ersichtliche organische Störung auch bei nachfolgenden Schwangerschaften häufiger Fehlgeburten erlitten. Untersuchungen zeigten, dass die Placenta bei diesen Frauen schlechter durchblutet wurde als bei Frauen ohne Fehlgeburten. Es fand sich keine organische Ursache dafür. Aber das ängstliche Hindenken in den Unterleib, in der Sorge, ob es wieder eine Fehlgeburt wird, verschlechterte die Durchblutung der Placenta. Unsere Empfehlung: Die Hände durch Reiben erwärmen und auf den Unterleib legen, um über positive Reflexe die Durchblutung für das Kind zu verbessern. Ein angenehm wohliges Gefühl entsteht und entspannt.

Gerade bei Frauenleiden der verschiedensten Arten, bei Störungen während der Wechseljahre, bei Regelstörungen, bei unregelmäßigen oder ausbleibenden Blutungen, bei Entzündungen im Unterleib, erleben wir immer wieder überraschend schnelle und gründliche Besserungen und selbst Heilungen. Frauen, die vom Leben enttäuscht, vergrämt, von Depressionen belastet, verängstigt zu uns kommen, kehren sehr oft wie verwandelt heim und lassen uns dann wissen, dass der Aufenthalt bei uns ihr Leben von Grund auf veränderte: »Es hat mir ja so gut getan!« In diesen Fällen wirkt sich das Fasten damit auch sehr positiv auf die Hormonproduktion und -regulierung aus.

Gerade bei Frauenleiden der verschiedensten Arten erleben wir immer wieder überraschend schnelle und gründliche Besserungen und selbst Heilungen

Verschiedene gesundheitliche Probleme bei Frauen

In den meisten Fällen kommen die betroffenen Frauen, wie Frau Hedwig, zunächst nicht, um Heilung zu finden. Sie wollen wieder attraktiver, jünger, schlanker werden. Dann erfahren sie aber, dass das Heilfasten in erster Linie keine kosmetische Behandlung darstellt, sondern eine Therapie, einen Regenerations- und Heilvorgang. Sie haben oft über Jahre oder gar Jahrzehnte die »Pille« genommen und damit massiv in das organische Geschehen eingegriffen. Unter den neueren Erkenntnissen über die Nebenwirkungen der Hormontherapie sind sie zusätzlich verunsichert. Gleichzeitig fühlen sich manche jetzt ohne zusätzliche Hormone wieder wie in den Wechseljahren. Sie haben in vielen Fällen Übergewicht, Stoffwechselstörungen, zu niedrigen oder zu hohen Blutdruck – und nicht selten eben typische Frauenleiden: Kreuzschmerzen, Unterleibsbeschwerden, Probleme mit einer stark und viel zu schnell alternden Haut, auch mit der gefürchteten Zellulitis, einer konstitutionellen Störung des Unterhautbindegewebes vor allem bei Frauen im Oberschenkel- und Gesäßbereich mit hässlicher »Orangenhaut«. Sie findet sich heute häufiger als früher, wie wir glauben, wenn sich auch schon auf den Bildern von Rubens bei seinen üppigen Frauen ähnliche Phänomene zeigten.

Viele betroffene Frauen fühlen sich nicht gesund

Viele betroffene Frauen fühlen sich nicht gesund. Ein Hinweis, dass Schönheit nicht von Gesundheit zu trennen ist, nicht ohne Gesundheit zu haben ist und dass die großen alten Ärzte vor Jahrhunderten absolut Recht hatten, wenn sie den Frauen sagten: Die Schönheit kommt von innen. Sie kann nur erhalten bleiben, solange der Körper innerlich intakt und sauber ist und fehlerfrei funktioniert.

Eine gesunde, kalorienangepasste, vitaminreiche Kost

ist und bleibt die beste Kosmetik. Hormonelle Einflüsse spielen ebenfalls eine Rolle. Dagegen wirken sich so genannte Phyto-Östrogene, die mit einer vorwiegend pflanzlichen Kost aufgenommen werden, sehr positiv auf die Haut und das Befinden aus, besonders bei Frauen nach der Menopause. Es gibt diese Phyto-Therapeutika in Kapselform. Sie können aber auch über geschroteten Leinsamen – gleichzeitig eine Hilfe bei Verstopfung – sowie über Sojaprodukte mit der Nahrung zugeführt werden.

Gesunde Kost ist und bleibt die beste Kosmetik

Das Beispiel Zellulitis zeigt aber auch, dass es absolut kein übertriebener Luxus ist, etwas gegen derartige »Schönheitsfehler« zu unternehmen, denn sie sind Alarmzeichen: Der Körper befindet sich in Not und braucht Hilfe. Bleibt sie aus, wird er krank. Wenn es deshalb heute immer noch Ärzte gibt, die sich weigern, die Zellulitis als gesundheitliche Störung anzuerkennen, die in den Bemühungen, sie wegzubringen, nur einen »Moderummel« sehen wollen, dem sich der Arzt versagen muss, dann haben diese Mediziner nicht begriffen, was sich bei dieser Störung abspielt: weibliche Fettzellen dringen aus dem stark ausgeprägten Unterhautfettgewebe im Oberschenkel-, Gesäß- und Bauchbereich in den Teil der Haut ein, die als Lederhaut bezeichnet wird. Die Folgen sind Formveränderungen der Hautoberfläche mit Orangenhaut. Auch das Bindegewebe verändert sich mit groben bindegewebigen Strukturen und Ausbildung eines Matratzenphänomens. Schließlich werden auf die Schnelle auch Schlacken im Bindegewebe abgelagert. Die Haut schmerzt, wenn man sie zusammenkneift.

Zellulitis ist eine gesundheitliche Störung

Der Schweizer Arzt Dr. Franklin Bircher-Benner war einer der ersten, der die eigentliche Ursache der Zellulitis erkannte: falsche Ernährung und mangelnde

Bircher-Benner wusste schon vor 100 Jahren: »Zellulitis ist ein Reinigungsproblem«

Bewegung und folgend Übergewicht. In seinem Sanatorium gab es die Bircher-Benner-Diät, eine rein pflanzliche Kost mit dem Bircher Müsli. »Zellulitis«, so sagte er schon vor mehr als hundert Jahren, »ist ein Reinigungsproblem. Wenn es dem Körper nicht mehr ausreichend gelingt, den Abfall der Stoffwechselprozesse wegzuschaffen, dann verstopfen sie die Wege zu den Zellen der Haut. Denn dort werden sie – speziell bei schlecht durchbluteter Haut – zuerst abgelagert. Die feinsten Blutgefäße werden blockiert, das Bindegewebe entartet zu Müllhalden.« Anschaulich dargestellt unter den damaligen Kenntnissen.

Bei Männern sind diese Symptome weniger ausgeprägt, da sie eine dickere Haut besitzen. Die Fehlentwicklung wird daher besser kaschiert.

Wenn man diese Zusammenhänge kennt, dann wird man nicht mehr versuchen, mit Cremes oder Salben oder anderen Mittelchen die »Orangenhaut« von außen her zu beeinflussen. Stattdessen wird man darangehen, die Ablagerungen aus dem Körper zu putzen.

Und das geschieht am besten wiederum mit der Heilfasten-Therapie. Auch in diesem Fall gilt: Nicht warten, bis die Haut so »bucklig« geworden ist, dass man sich nicht mehr im Badeanzug unter Menschen traut!

Je früher eine Zellulitis mit Heilfasten und mehr Bewegung angegangen wird, desto gründlicher lässt sie sich beseitigen

Je früher eine Zellulitis mit Heilfasten und mehr Bewegung angegangen wird, desto gründlicher lässt sie sich beseitigen. Auch die Zellulitis ist kein Schicksal, das man hinnehmen müsste. In diesem Zusammenhang noch ein Wort zu den so häufigen Kreuzschmerzen, einem so typischen Frauenleiden. Vor Jahren litten angeblich Millionen Menschen an lädierten Bandscheiben. Inzwischen ist es um dieses Leiden merkwürdig still geworden. Und das darf keineswegs verwundern. Denn relativ selten, das hat man längst einsehen müssen, resultieren Rücken- und Kreuzschmerzen von verschmälerten oder verschobenen Bandscheiben, sondern, speziell bei Frauen, von einer schlechten Haltung und einem untrainierten Muskelkorsett sowie schwachem Bindegewebe. Auch Unterleibsstörungen können Rückenbeschwerden auslösen. Dass Frauen also viel häufiger unter Kreuzschmerzen zu leiden haben als Männer, das resultiert nicht aus einer größeren Wehleidigkeit, auch nicht aus der zarteren Konstitution, sondern ganz einfach aus ihrer Weiblichkeit. Ein volles Fünftel aller Störungen im Unterleib ist mit Kreuzschmerzen verbunden. Dieser Zusammenhang ist so deutlich, dass Frauen, vor allem jüngere Frauen, bei plötzlichen und unerklärlichen Kreuzschmerzen immer zuerst daran denken sollten, dass rund um die Gebärmutter etwas nicht ganz in Ordnung sein könnte. Möglicherweise handelt es sich um eine mehr oder weniger harmlose Senkung der Gebärmutter, um Verwachsungen, eine Entzündung, um eine gutartige Geschwulst der Gebärmutter, der Eierstöcke oder der Eileiter. Selbst Regelstörungen können Kreuzschmerzen auslösen. Meistens gehen sie von den Mutterbändern aus, die die Gebärmutter halten. Dieser Halteapparat ist nämlich recht empfindlich und meldet sich sofort, wenn er übermäßig gedehnt oder gestaucht wird, wenn also etwas an ihm zieht oder auf ihn drückt. Interessanterweise nun beobachtet der Fastenarzt sehr häufig, dass sich solcherart bedingte Kreuzschmerzen während des Heilfastens rasch verlieren (s. Lesetipp: »Natürliche Medizin speziell für Frauen«).

Kreuzschmerzen bei Frauen: rund um die Gebärmutter könnte etwas nicht ganz in Ordnung sein

Bestimmte Kreuzschmerzen verlieren sich häufig rasch während des Heilfastens

Allergien

Manchmal ist es unübersehbar: Jemand isst Nüsse. Momente später ist seine Haut über und über mit kleinen roten Punkten überzogen: Nesselsucht. Es gibt auch Menschen, die verlassen fluchtartig ihre Heimat und machen Urlaub auf der Insel Helgoland, sobald sich die erste Baumblüte zeigt. Sie leiden unter dem so genannten Heuschnupfen. Treffender sollte man sagen, der Blütenstaub macht sie krank. Jahr für Jahr. Sobald die Bäume in voller Blütenpracht stehen, rinnt die Nase, tränen die Augen, als hätten sich die Betroffenen fürchterlich erkältet.

Fast könnte man sagen: Es gibt kaum ein Leiden, das letztlich nicht eine Allergie sein könnte

Doch so klar erkennbar sind die meisten Allergien leider nicht. Und Hautausschläge und Schnupfen sind auch nicht die einzigen üblen Auswirkungen von Allergien. Fast könnte man sagen: Es gibt kaum ein Leiden, das letztlich nicht eine Allergie sein könnte. Die Wissenschaftler sind heute zur Einsicht gelangt, dass viel mehr Krankheiten als bisher angenommen keine Erkältungen, keine Vergiftungen, keine Kreislaufstörungen, keine Infektionen, keine psychischen Störungen, sondern eben Allergien sind: Der Körper reagiert auf eine ganz gewöhnliche, harmlose Substanz, als hätte er einen gefährlichen Krankheitserreger vor sich.

Hildegard war bis kurz vor ihrem 16. Geburtstag nach Angaben ihrer Eltern ein sehr liebenswürdiger, verträglicher junger Mensch

So war es auch bei der Schülerin Hildegard, einem hübschen 16-jährigen Mädchen aus Freiburg. Die Vorgeschichte ist ein Beispiel dafür, in welch tückischer Welt wir heute leben: Hildegard war bis kurz vor ihrem 16. Geburtstag nach Angaben ihrer Eltern ein sehr liebenswürdiger, verträglicher junger Mensch. »Alle mochten sie. In der Schule gehörte sie zu den Besten«, versicherte mir ihre Mutter. Und dann kam so etwas wie ein unerklärlicher, unheimlicher Bruch: Hildegard entwickelte völlig grundlose Aggressionen, die überhaupt nicht zu dem bis dahin so liebenswerten Mädchen passten. Die plötzlichen Wutanfälle beschränkten sich keineswegs auf verbale Attacken. Sie ging handgreiflich auf ihre Geschwister, auf die besten Freundinnen und selbst auf die Eltern los. Sie warf mit allem, was gerade greifbar war. »Wir waren uns unseres Lebens nicht mehr sicher«, erzählte die Mutter. »Wir mussten Messer und Scheren und dergleichen Dinge verstecken – aus Angst, Hildegard könnte sie als Waffen gegen uns benutzen.«

Plötzlich entwickelte sie völlig grundlose Aggressionen

Die Veränderung ihrer Tochter wurde den Eltern immer unheimlicher. Erst dachten sie, das wären momentane pubertäre Probleme, die sich wieder verflüchtigen würden. Dann begannen sie, am Geisteszustand ihres Kindes zu zweifeln. Die »Anfälle« dauerten immer nur kurz. Hinterher brach Hildegard in heftiges Weinen aus und klagte der Mutter: »Ich habe Angst. Helft mir. Ich kann nichts dafür, dass ich mich so hässlich benehme. Es kommt einfach über mich. Ich kann nichts dafür. Wenn ich nur wüsste, was mit mir los ist. Manchmal glaube ich, ich hätte den Teufel im Leib.«

»Ich habe Angst. Helft mir. Ich kann nichts dafür, dass ich mich so hässlich benehme«

Die Eltern gingen mit Hildegard zum Arzt. Der schickte sie zum Psychiater. Und der Psychiater gab Hildegard stark beruhigende Medikamente, ohne dass sich ihre Verfassung gebessert hätte. Im Gegenteil, die Aggressionen wurden noch schlimmer. Hildegard stand kurz davor, die Schule verlassen zu müssen, als ein weiterer Arzt die Ursache der Veränderung erkannte: Allergie. Und dieser Arzt gab Hildegards Eltern dann auch den Rat: »Lassen Sie Ihre Tochter eine Heilfasten-Therapie machen, damit ihr Körper erst einmal zur Ruhe kommt. Wir können danach umso besser feststellen, worauf sie so heftig allergisch reagiert.«

Endlich erkannte ein Arzt die Ursache der Veränderung: Allergie

Noch mitten in der ersten schwierigen Anfangsphase, wurde Hildegard merklich ruhiger, ihre »Anfälle« hörten auf

Hildegard kam also zu uns. Und das »Wunder« geschah. Schon am dritten Tag, also noch mitten in der ersten schwierigen Anfangsphase, wurde Hildegard merklich ruhiger, ihre »Anfälle« hörten auf. Und dann war sie nicht wiederzuerkennen. Selten hat ein junger Mensch bei uns so eifrig eine Therapie mitgemacht. Fast unfassbar, dass dieses sonnige, heitere Mädchen derselbe Mensch sein sollte, der vor wenigen Tagen noch aggressiv und widerspenstig zu uns gekommen war.

Als die Eltern Hildegard nach 14 Tagen besuchten, sagten sie mit Tränen in den Augen: »Das ist wieder Hildegard, so wie wir unsere Tochter vor ihrer Erkrankung gekannt hatten.«

Hildegard ist nach drei Wochen frei von allen »Anfällen« nach Hause zurückgekehrt

Hildegard ist nach drei Wochen frei von allen »Anfällen« nach Hause zurückgekehrt. Und es hat nie wieder einen »Rückfall« gegeben. Nicht auszudenken, was mit diesem wunderbaren Menschen hätte geschehen können, wäre die Persönlichkeitsveränderung nicht rechtzeitig als Allergie erkannt worden!

In umfangreichen Allergietests fanden wir noch während des Heilfastens, dass Hildegard eine ganze Reihe von Zusatzstoffen in Lebensmitteln, vor allem in Süßigkeiten, nicht vertragen konnte. Sie wurden vom Speiseplan gestrichen – und Hildegard blieb gesund, ein froher, auch in der Schule tüchtiger junger Mensch.

Hildegard konnte eine ganze Reihe von Zusatzstoffen in Lebensmitteln, vor allem in Süßigkeiten, nicht vertragen

Genau das ist es, was es oft so schwierig macht, hinter einem Leiden eine Allergie zu erkennen. Wir sind davon überzeugt, dass vieles von dem, was gerade jungen Leuten heute als Zügellosigkeit, als Unbeherrschtheit, als Ungezogenheit vorgeworfen wird, letztlich das Ergebnis allergischer Reaktionen ist: Sie sind krank, nicht böse. Überfordert auch durch Überreizung. Wir alle nehmen mit der Atemluft und mit der

Nahrung so viele Gifte, Schadstoffe, neuartige chemische Zusatzstoffe auf, dass sich unser Körper nicht mehr auskennt und in eine Art Panik gerät. Er schlägt blindwütig um sich, weil er sich bedroht fühlt. Hierbei dürfte wiederum die Seele eine ganz gewichtige Rolle spielen. Man sagt: »Ich kann dich nicht riechen«, wenn man jemanden unwillkürlich ablehnt. Und: »Sie ist verschnupft«, wenn jemand beleidigt ist oder verärgert. Und das ist ganz richtig. Da fühlt sich eine Frau beispielsweise verletzt, weil ihr Mann rücksichtslos raucht. Doch sie schweigt und tut so, als würde es ihr überhaupt nichts ausmachen. Der Körper spielt vielleicht eine Zeit lang mit, möglicherweise sogar über Jahre. Doch dann lehnt er sich auf. Er reagiert allergisch auf den Zigarettenrauch.

Auch bei Allergien dürfte wiederum die Seele eine ganz gewichtige Rolle spielen

Oder: Man hat sich eine Katze angeschafft, fühlt sich von ihr aber stark belästigt, obwohl man das niemals zugeben würde. Der Körper reagiert – vielleicht erst nach Monaten – allergisch auf Katzenhaare. Die Beispiele könnten beliebig fortgesetzt werden. Oft sind es scheinbar unbedeutende Kleinigkeiten – mit riesigen Auswirkungen. Das ist eine zusätzliche Schwierigkeit bei der Entdeckung des Allergens, also der auslösenden Substanz: In aller Regel reagiert der Körper nicht sofort allergisch. Niemand bekommt schon beim ersten Mal, wenn er eine Nuss verspeist, eine Nesselsucht. Sie zeigt sich frühestens beim zweiten Verzehr einer Nuss. Erst dann nämlich, wenn der Körper gegen die vermeintlich gefährliche Substanz Antikörper gebildet hat. Man kann also niemals sagen: Bisher habe ich die Nüsse doch vertragen, also muss es eine andere Ursache geben.

Beim Fasten nun – weg von der gewohnten Umgebung, befreit von der krankmachenden Nahrung –

kann der Körper seine »Panik« loswerden. Er gewinnt nicht nur den nötigen Abstand von den Stoffen, auf die er allergisch reagiert – er vermag sich auch gegen sie zu stabilisieren. Das erklärt die großen Erfolge des Heilfastens bei Allergien.

Selbst Krankheiten wie Heuschnupfen lassen sich damit so weit »in den Griff« bekommen, dass der Schnupfen bei regelmäßigem Fasten schließlich ganz ausbleibt. Das ist bisher leider viel zu wenig bekannt.

Da Allergien in unseren Tagen zum geheimen Volksleiden geworden sind, gewinnt das Heilfasten als eine Therapie dagegen enorm an Bedeutung

Da Allergien aber in unseren Tagen zum geheimen Volksleiden geworden sind, gewinnt das Heilfasten als eine Therapie dagegen schlechthin enorm an Bedeutung. Eigentlich sollte jeder, der sich mit irgendeiner Gesundheitsstörung herumplagt, deren Ursache er nicht kennt, einmal heilfasten – gewissermaßen als Test. Wenn dies allein nicht ausreicht, besteht die Möglichkeit, Toleranz zu trainieren mit Hilfe der unspezifischen Desensibilisierung (Lesetipp »Allergie-Stop«).

Diabetes

Auch in Deutschland gibt es immer mehr Diabetiker

Weltweit ist eine Zunahme der Häufigkeit des Typ-2 Diabetes mellitus zu beobachten. Auch in Deutschland gibt es immer mehr Diabetiker. Schlechte Ernährungsgewohnheiten mit zu viel Kalorien und damit einer Zunahme des Übergewichts bis hin zur Fettleibigkeit (Adipositas) gehören zu den Hauptgründen. Weitere Ursachen sind Bewegungsarmut und erhöhte Stressbelastung. Gleichzeitig konnte die niedrige Lebenserwartung durch entsprechende Diabetiker-Therapien erhöht werden. Sie liegt aber immer noch deutlich unter der von Stoffwechsel-Gesunden.

Stichproben-Studien der deutschen Bevölkerung gehen von einem aufgedeckten Diabetikeranteil von 8% aus. Die Dunkelziffer ist leider unbekannt. Frühzeitige Kontrollen der so genannten Glukosetoleranz (tolerierbare Zuckermenge) könnten noch vor dem Ausbruch des Diabetes mellitus rechtzeitige Gegenmaßnahmen möglich machen.

Was bei Diabetes im Körper passiert

Die hohen Blutzuckerwerte lassen den Insulinspiegel steigen. Durch den chronisch erhöhten Blutzucker und den ständig erhöhten Insulinspiegel sinken die Empfindlichkeit und die Anzahl der Insulinrezeptoren der Körperzellen. Das freigesetzte Insulin reicht dann nicht mehr aus, den erhöhten Blutzuckerspiegel abzubauen. Es besteht ein relativer Insulinmangel, worauf neues Insulin freigesetzt wird. Die Inselzellen, die Insulinproduzenten, werden langfristig überlastet und letztendlich so erschöpft, dass ein Diabetes mellitus entsteht. Frühzeitige Änderungen der Lebensgewohnheiten, insbesondere eine Ernährungsumstellung, würden die Zunahme stoppen können.

Wir haben bei gestörter Glukose-Toleranz, aber auch bei bestehendem Diabetes mellitus besonders bei Übergewicht sehr gute Erfolge mit Heilfasten

Wir haben bei gestörter Glukosetoleranz, aber auch bei bestehendem Diabetes mellitus besonders bei Übergewicht sehr gute Erfolge mit Heilfasten. Im Anschluss an das Heilfasten gelingt in der Regel auch eine Lebensstiländerung mit gesunder Kost, ausreichend Bewegung und Entspannung, wie es in unserer Klinik eingeübt wurde.

In älteren Schriften über das Thema Heilfasten kann man noch lesen, die Zuckerkrankheit gehöre zu den Stoffwechselstörungen, bei denen sich das Heilfasten verbiete, wenn der Insulinbedarf bereits hoch geworden sei. Das ist überholt – zumindest in einer Klinik, in der eine optimale Überwachung und Anpassung der Therapie möglich ist. Fachkenntnisse, ein modern eingerichtetes Labor und der Kontakt zu Spezialisten sind die eine Grundvoraussetzung dafür. Die andere ist ein fundiertes Wissen über die umfassenden Möglichkeiten der Naturheilverfahren.

Frau Luise O., Geschäftsfrau aus Berlin, wollte fasten, um ihre acht Kilogramm Übergewicht loszuwerden. »Mein Gewicht beginnt mich zu erdrücken«, schrieb sie uns. »Außerdem kann ich den Anblick im Spiegel nicht länger ertragen.« Kein Wort über irgendeine gesundheitliche Störung, über Müdigkeit, starken Durst und dergleichen. Für sie war, wie sich schon bei der Aufnahme-Untersuchung herausstellte, die Mattigkeit, die Lustlosigkeit völlig selbstverständlich geworden. »Man wird eben älter und muss einsehen, dass vieles nicht mehr so möglich ist wie einst in jüngeren Jahren. Oder etwa nicht?«, fragte sie erstaunt, als sie nach Befindensstörungen und nach Hinweisen auf eine Erkrankung befragt wurde.

Kein Wort der Patientin Luise O. über irgendeine gesundheitliche Störung, über Müdigkeit, starken Durst und dergleichen

Der Zuckertest ergab einen manifesten Diabetes. Die Blutzuckerwerte lagen nüchtern viel zu hoch mit über 180.

Der Zuckertest ergab einen manifesten Diabetes

Die Patientin reagierte auf diese Diagnose, als hätte man ihr ein qualvolles Siechtum angekündigt. Sie brach in Tränen aus und meinte verzweifelt: »Das heißt doch, ich muss in Zukunft auf alles verzichten, was Spaß bereitet? Kein Stückchen Kuchen mehr, keinerlei Süßigkeiten. Nicht einmal ein kräftiges Stück Brot!«

Sie hatte aus früheren Zeiten noch die Diabeteskost alter Art im Kopf. »Wie soll ich bloß meiner Familie beibringen, dass es bei uns ab sofort nur noch Diabetiker-Mahlzeiten gibt?«

So schlimm wird es nicht, konnten wir ihr versichern. Das Wichtigste ist zunächst, dass wir die Stoffwechselstörung erkannt haben. Die heutige Diabeteskost ist zunächst einmal die ganz allgemein gesunde Kost. Dies sagt auch die DGE (Deutsche Gesellschaft für Ernährung). »Nun wollen wir noch versuchen, Ihren Stoffwechsel zu korrigieren. Wenn wir etwas Glück haben, dann bekommen wir die Sache so weit in den Griff, dass Sie fortan nicht nur ein ganz normales Leben führen können; Sie werden sich auch wieder jung und leistungsfähig fühlen. Es war ein großer Fehler, sich mit 49 Jahren alt zu fühlen und mit Beeinträchtigungen abzufinden. Damit haben Sie sich nur unnötig herumgequält und schönste Jahre verschenkt.«

Leider denken und handeln heute viel zu viele ganz ähnlich wie diese Geschäftsfrau aus Berlin. Wenn sie zum ersten Mal wahrnehmen, dass irgendetwas mit der Gesundheit nicht stimmt, dann warten sie ab: »Das wird schon wieder.« Und damit haben sie ja auch nicht so ganz Unrecht. Wer wüsste es nicht: Der Körper versteht es immer wieder, Fehler und Nachlässigkeiten »auszubügeln« und auch von sich aus Angriffe von Krankheitserregern abzuwehren. Nur: Wenn mit der Zeit von allen Seiten pausenlos Überforderungen auf ihn eingestürmt sind und unentwegt neue dazukommen, dann kommt der Zeitpunkt, an dem er einfach nicht mehr kann. Dann sagen die Betroffenen in der Regel nicht mehr: »Das wird schon wieder.« Dann beginnen sie zu resignieren: »Jetzt werde ich langsam alt.«

Wenn die Leute zum ersten Mal wahrnehmen, dass irgend etwas mit der Gesundheit nicht stimmt, dann warten sie ab: »Das wird schon wieder«

Dann beginnen sie zu resignieren: »Jetzt werde ich langsam alt«

Beide Standpunkte sind meistens falsch. Niemand darf sich heute mehr einreden, ein Leiden würde von selbst wieder ausheilen, wenn es schon über Wochen andauert. Ein Schnupfen, der sich länger als drei Wochen hinzieht, ein Husten, der nach derselben Zeit unvermindert ist, Schmerzen, die immer wiederkehren und nur mit Tabletten verwischt werden können – das alles erfordert eine ärztliche Behandlung, damit sich kein chronisches Leiden festsetzen kann.

Wenn in diesem Alter schon deutliche Leistungsminderungen auftreten, dann stimmt etwas mit der Gesundheit nicht

Und: Niemand braucht sich heute mehr mit 50 Jahren alt zu fühlen. Wenn in diesem Alter schon deutliche Leistungsminderungen auftreten, die Abwehrkräfte erlahmen, die Beweglichkeit nachlässt oder gar deutliche Befindensstörungen auftreten, dann darf man das nicht resigniert als Anzeichen des Alterns hinnehmen. Dann stimmt etwas mit der Gesundheit nicht. Und deshalb wäre es wiederum höchste Zeit, den Arzt zu konsultieren.

Diabetes – eine typische »Verschleißerkrankung«

Diabetes, sofern er nicht von Jugend an gegeben war oder aus einer verschleppten Infektion resultiert, bei der infolge eines Autoimmungeschehens die Insulin produzierenden Zellen der Bauchspeicheldrüse zerstört wurden, ist in der Regel ein Typ-2-Diabetes, der unter einer mangelnden Ansprechbarkeit auf Insulin leidet; im Prinzip eine typische »Verschleißerkrankung«, ein Erschöpfungsdiabetes. Zu viel Kalorien, zu viel Zucker und Fett und zuviel Gewicht, zu wenig Obst, Gemüse und vor allem zu wenig Bewegung führen in vielen Fällen nach Jahren zum Diabetes mellitus Typ 2. Früher betraf es nur Ältere, man sprach von Altersdiabetes, denn die Erkrankung nimmt im Alter zu. Ein Novum – heute leiden selbst Kinder unter dem Typ-2-Diabetes (Altersdiabetes). So stimmt der Begriff Altersdiabetes heute nicht in jedem Fall. Stress erhöht ebenfalls den Zuckerspiegel. Tatsache ist, dass unter uns sehr viele Diabetiker leben, ohne dass sie etwas von ihrer Krankheit wissen. Und auch das steht fest: Jeder zweite Diabetiker über 60 Jahren leidet an gefährlicher Arteriosklerose. Bei vielen Herzinfarktpatienten wird zugleich ein Diabetes entdeckt. Wer seine Zuckerkrankheit nicht behandelt, so dass seine Blutzuckerwerte überhöht sind, der muss mit schweren Gefäßschäden rechnen, die zu Erblindungen, Nierenversagen, Herzinfarkten, Schlaganfällen, schlecht heilenden Wunden, offenen Beinen und Amputationen führen können. Seine Lebenserwartung verschlechtert sich zunehmend. Außerdem kann es durch Entgleisung im Zuckerhaushalt zu akut lebensbedrohlichen Zuständen kommen, bei einem zu hohen Zuckerwert zum Koma, unter Blutzucker senkenden Medikamenten mit zu niedrigen Zuckerspiegeln zum so genannten hypoglykämischen Schock. In vielen Fällen kommt es bis zur Bewusstlosigkeit, unbehandelt zum Tod. Deshalb dürfen Diabetiker, die ihre Krankheit nicht behandeln lassen oder deren Zucker schlecht eingestellt ist, nicht ans Steuer eines PKW. Regelmäßige Blutzucker-Kontrollen sind erforderlich.

Schwere Schäden, wenn die Zuckerkrankheit nicht entdeckt wird

Zu hohe Blutzuckerwerte – aber auch zu niedrige – sind ein großer Gesundheits-Risikofaktor. Daran kann es keinen Zweifel geben.

Mit dem Heilfasten aber – und das ist eine riesige Chance – wird der Diabetiker, der bereits viel Insulin spritzen muss, die Dosis ganz deutlich reduzieren müssen, um nicht in eine Unterzuckerung zu kommen. Mit der Gewichtsreduktion und mehr Bewegung verbessert sich der Zuckerstoffwechsel derart, dass zuerst immer weniger Insulin notwendig ist und mancher später nur noch Tabletten benötigt. Auch diese sind später nicht in jedem Fall dauerhaft nötig.

Heilfasten – riesige Chance für Diabetiker

Wer bisher nur Blutzucker senkende Medikamente benötigte, kann unter dem Fasten häufig ganz darauf verzichten. Dadurch sinkt das Risiko plötzlicher Unterzuckerung erheblich.

Doch gerade beim heilfastenden Diabetiker zeigt es sich, wie wichtig der erfahrene Fastenarzt ist: Da der

Fastende selbstverständlich nur geringe Mengen an Kohlenhydraten bekommt, muss er seinen Zuckerspiegel täglich genau kontrollieren und notfalls korrigieren.

Die angeschlagene Bauchspeicheldrüse kann sich während des Fastens erholen

Doch wenn das pünktlich und gewissenhaft gemacht wird, besteht für den Patienten kein Risiko. Die angeschlagene Bauchspeicheldrüse kann sich während des Fastens erholen. Das kommt, wie dargelegt, nicht nur der Insulinproduktion, der Ansprechbarkeit der Insulinrezeptoren, sondern auch der Enzymproduktion zugute, so dass hinterher die Verdauung und auch das Abwehrsystem wieder besser funktionieren.

Bei Frau Luise O. haben wir das Heilfasten durch die Homöopunktur unterstützt, um die Bauchspeicheldrüse, die Leber und das Gefäßsystem zu aktivieren (siehe auch »Flankierende Therapien unter dem Fasten«). Zusätzlich erhielt sie die Mikronährstoffe, die für einen gesunden Zucker- und Fettstoffwechsel notwendig sind.

Frau Luise O. war nach drei Wochen nicht nur von ihrem Übergewicht befreit, sondern besaß vollkommen normale Blutzuckerwerte, war also keine Diabetikerin mehr

Das Ergebnis ihrer Behandlung: Sie war nach drei Wochen nicht nur von ihrem Übergewicht befreit, sondern besaß vollkommen normale Blutzuckerwerte, war also keine Diabetikerin mehr. Und da sie sich in der Folgezeit an unsere Ernährungsvorschriften gehalten hat, durfte sie sogar ganz normal und gesund speisen, ohne jedes spezielle Verbot, ohne allzu große Einschränkungen. Auch von Frau O. kann man sagen: Nach dem Heilfasten sah sie wenigstens 15 Jahre jünger aus.

Doch nur motivierte und konsequent gesundheitsbestrebte Diabetiker erzielen solch spektakuläre Erfolge nicht nur kurzzeitig, sondern dauerhaft (s. Lesetipp: »So gut wie gesund«).

Herz-Kreislauf-Störungen

An Herz-Kreislauf erkrankungen leiden und sterben mehr Menschen als an Krebs – mit immer noch wachsender Tendenz

Große Angst haben die meisten Menschen vor dem Leid einer Krebserkrankung. Aber an Herz-Kreislauferkrankungen leiden und sterben mehr Menschen mit immer noch wachsender Tendenz. Und es trifft keineswegs nur die Hochbetagten, deren Herz eines Tages stehen bleibt, sondern immer mehr recht junge Leute, obwohl heute doch so viel für Sport und mehr Bewegung geworben wird. Der Bewegungsmangel hat dramatische Formen angenommen. Was ist schuld an dieser fatalen Entwicklung? Die Nutzung von Fernsehen, Computern mit spannenden Spielen nimmt weiter zu. Bewegung bleibt auf der Strecke. Der Stresspegel steigt. Zwischendurch ein Snack, ein Drink, aber keine Bewegung.

Es sind immer dieselben Risikofaktoren

Es sind immer dieselben Gründe wie eine unvernünftige, hektische Lebensweise, die Sucht nach Lebensgenuss jetzt und heute und eine falsche vitalstoffarme, doch kalorienreiche Ernährung. Die wenigsten verstehen es noch, sich in der Freizeit richtig zu entspannen, gesund zu leben. Wenige haben das Bedürfnis, sich zu bewegen.

Auch die Wochenenden und Urlaubstage müssen herhalten für positiv empfundenen Erlebnis-Stress und üppige »köstliche fette« Speisen. Von den nervenzerfetzenden Feierabenden vor dem Bildschirm gar nicht zu reden.

All dies wollte das Ehepaar Erika und Markus T. aus München, sie 34, er 38 Jahre alt, zwei sehr sympathische, gebildete, aber auch recht unruhige, erschöpfte Menschen, hinter sich lassen. Erika T. hatte etwa 5 Kilogramm Übergewicht, ihr Mann war, abgesehen von einem Bauch, fast schlank. Doch gerade dieser Bauch, das heißt diese Fettverteilung, stellt ein Risiko dar. Beide wollten, wie sie sagten, einen »Gesundheitsurlaub« machen, weil sie das Gefühl hatten, ihre Reserven wären aufgebraucht. Beide arbeiteten übrigens beim Bayerischen Rundfunk.

Die Aufnahme-Untersuchung ergab Blutdruckwerte von 160/90 bei ihr. Er besaß, wie sich im Verlauf des Heilfastens herausstellte, recht labile Blutdruckwerte. Wir konnten das Ehepaar von der Zweckmäßigkeit einer Heilfasten-Therapie überzeugen. Beide waren sofort dazu bereit. Doch sie stürzten sich miteinander so vehement auf die neue Aufgabe, dass an allen Ecken und Enden abgebremst werden musste. Ständig verfolgten sie ein Programm, das auf die Minute genau durchgeführt werden musste. Bei allem, was angeordnet war, steigerten sie sich in maßlose Übertreibungen hinein. Keine freie Minute, in der sie nicht mit irgendetwas beschäftigt gewesen wären.

Das Ehepaar Erika und Markus T. kommt auch beim Heilfasten nicht zur Ruhe

Am dritten Tag mussten wir eingreifen. Wir machten den beiden klar: »So geht es nicht. Wenn Sie nicht zur Ruhe finden, ist alles, was wir tun, umsonst.« Wir empfahlen, bewusst nicht mehr so häufig auf die Uhr zu schauen, und wenn alles nichts hilft, den Fernsehkonsum bis in die Nacht hinein zu reduzieren oder das Fernsehgerät aus ihrem Zimmer entfernen zu lassen. »Lernen Sie doch, unbeschwert in den Tag hineinzuleben und richtig zu faulenzen. Es läuft Ihnen nichts davon«, mahnten wir.

Das Problem heißt inneres Ungleichgewicht. Immer mehr wollen und immer aktiv sein

Im Gespräch erläuterten wir ihnen ihr eigentliches Gesundheitsrisiko – eines, das heute unendlich weit verbreitet ist: das Problem heißt inneres Ungleichgewicht. Immer mehr wollen und immer aktiv sein. Nur nicht über sich selbst nachdenken und nichts hinterfragen. Stille, Ruhen in sich selbst, Muße erscheint wie unnütz verlorene Zeit. Das ständige Signal an den Körper »Allzeit bereit« lässt Regeneration nicht zu.

Aber gerade das Herz-Kreislaufsystem braucht Phasen der Erholung

Aber gerade das Herz-Kreislaufsystem braucht Phasen der Erholung, denn Untätigkeit des Herz-Kreislaufsystems sind mit dem Leben nicht vereinbar. Alles spielt zusammen. Das Herz, die Blutpumpe in unserem Körper könnte die Aufgabe, das Blut bis zu den letzten Zellen des Organismus zu drücken, nicht bewältigen, hätte es auf der anderen Seite nicht Millionen Helfer, nämlich Gefäßmuskeln rund um die Arterien entlang der kilometerlangen Strecke des Kreislaufs. Diese Muskeln entspannen sich und machen damit die Gefäße weit, sobald die Blutwelle anrollt. Wenn sie da ist, ziehen sie sich zusammen und pressen so das Blut weiter. Das ist ein wunderbarer, normalerweise perfekt funktionierender Mechanismus.

So funktioniert das Herz-Kreislaufsystem

Nun hat der Kreislauf aber nicht nur die vielen Milliarden Körperzellen zu versorgen und zu entsorgen, und er kann diese Arbeit auch nicht im ruhigen gleichmäßigen Rhythmus erledigen. Wir wissen es: Kleinste Anstrengungen bedingen sofort einen erhöhten Bedarf an Sauerstoff und Energie. Wir beginnen, heftiger zu atmen, und das Herz pocht schneller. Dasselbe ist bei Aufregungen der Fall. Dazu kommt noch Folgendes: Unser Blutkreislauf ist zugleich das Kühl- und Heizungssystem unseres Körpers. Wenn wir in die Kälte treten, schließen sich die Blutgefäße in der Haut, damit das Blut sich nicht zu stark abkühlt und die Kälte nicht ins Körperinnere tragen kann. Bei Hitze dagegen schickt der Körper möglichst viel Blut in die Haut, damit es sich dort kräftig abkühlen kann und im Körperinnern kein Hitzestau entsteht. Viele tausend Schalt- und Steuerungsvorrichtungen, die nun wirklich perfekt aufeinander abgestimmt sein müssen! Wenn

Bei kleinsten Fehlern geraten die ganzen Steuerungen durcheinander

sich hier auch nur der kleinste Fehler einschleicht, dann geraten die ganzen Steuerungen durcheinander.

Um nur zwei Beispiele zu nennen: Reagiert jemand, weil er nicht abgehärtet ist, zu hektisch auf minimale Temperaturschwankungen, dann bleiben die Blutgefäße in der Haut mehr oder weniger ständig verengt. Die Haut ist schlecht versorgt und wird krank. Die Krankheitserreger können sich auf und in ihr ungehindert vermehren.

Im Körper herrscht Disharmonie. Auf diese Weise kommt es ganz sicher sehr häufig zum Bluthochdruck

Oder: Das Herz besitzt eigene Nervenimpulse, die das Tempo des Herzschlags regeln. Wenn diese Impulse mit denen der Gefäßmuskeln aus dem Takt geraten, dann sind die Gefäße möglicherweise gerade verschlossen, wenn die Blutwelle anrollt und offen, wenn das Blut weitergeschoben werden soll. Das heißt: Herz- und Gefäßmuskeln leisten doppelte und dreifache Anstrengungen und das Blut kann trotzdem nicht zügig und ungehindert fließen. Weil man gegeneinander arbeitet. Im Körper herrscht Fehlsteuerung. Uneinigkeit, Disharmonie.

Auf diese Weise kommt es ganz sicher sehr häufig zum Bluthochdruck oder auch, je nach Typ, zur Herzschwäche. Wer möglichst schonend leben will, der muss dafür sorgen, dass sein Herz mit denkbar kleinster Anstrengung möglichst viel Blut im Kreislauf in Bewegung hält. Alles andere führt zum vorzeitigen Verschleiß, zu verfrühtem Altern, eben zu Herz-Kreislauf-Erkrankungen.

Beim Heilfasten nun werden Herz und Kreislauf besonders wirkungsvoll entlastet

Beim Heilfasten nun werden Herz und Kreislauf besonders wirkungsvoll entlastet: Zum einen entfällt die Arbeit der Verdauung. Zum zweiten wird der Körper entwässert, also auch das Blutvolumen verringert und somit der Blutdruck gesenkt. Zum dritten bekommt das Herz »Luft«, weil der Druck vom überfüllten Bauch auf das Zwerchfell schnell abgebaut wird. Zum vierten werden die Blutgefäße von Ablagerungen gereinigt, so dass das Blut wieder freier und unter niedrigerem Druck fließen kann. Zum fünften werden nicht nur die Risikofaktoren Übergewicht, Bluthochdruck und vieles mehr berücksichtigt, sondern auch die häufig nicht optimale Versorgung mit Mikronährstoffen. Bestimmte Laborparameter zeigen dies auf. So ist ein erhöhter Homocystein-Wert ein Hinweis auf eine nicht optimale Versorgung mit den B-Vitaminen Folsäure, Vitamin B6 und B12. Erhöhte Homocystein-Spiegel schädigen Gefäße, indem sie die Arteriosklerose fördern bis hin zum Herzinfarkt. Die zusätzliche Gabe von Mikronährstoffen unter dem Fasten verhindert nicht nur ein Fortschreiten der Schädigung, sondern verbessert auch das Gefäßsystem. Zum sechsten lernt der Fastende, sich zu entspannen, so dass sich innere Verkrampfungen lösen.

Verschiedene entlastende Faktoren

Und so weiter. Es kommt noch eine Reihe komplizierter biochemischer Vorgänge hinzu, die sich positiv auf Herz und Kreislauf auswirken. Doch dies zu erklären, ist hier überflüssig.

All das aber führt nun letztlich dazu, dass die innere Harmonie wiederhergestellt wird. Eine Funktion spielt sich wieder auf die andere ein, so dass wie bei einem Uhrwerk wieder ein Rädchen ins andere greift.

Die innere Harmonie wird wiederhergestellt

Deshalb ist es keineswegs verwunderlich, dass Leute, die mit Bluthochdruck zu fasten begonnen haben, hinterher normale Blutdruckwerte besitzen, dass Hypotoniker, also jene, die einen zu niedrigen Blutdruck haben, hinterher ebenfalls Normalwerte haben. Beim einen wird das, was zu hoch ist, gesenkt, beim anderen das zu Niedrige angehoben.

Frau Erika T. hat während des Fastens rund 7 Kilogramm

abgenommen. Ihr Blutdruck war danach: 130/85. Als sie ein Jahr später wieder zu uns kam, hatte sie nicht zugenommen und ihre Lebensweise grundlegend verändert. Ihr Blutdruck war jetzt mit 120/80 normal.

Markus T. litt an der sogenannten vegetativen Dystonie

Etwas schwieriger als bei ihr war die Behandlung bei ihrem Mann. Er litt an der so genannten vegetativen Dystonie, eine funktionelle Störung, die heute nicht als richtige Krankheit angesehen wird. Früher sprach man von der »Nervenschwäche«, bei der keine Diagnose gestellt werden konnte. Normalerweise heißt es dann: »Organisch sind Sie völlig gesund. Sie müssen sich abhärten, für Ruhe und Ausgleich sorgen.«

Tatsächlich kann bei dieser vegetativen Dystonie das optimale Zusammenspiel und damit die Konstant-Erhaltung des Blutdrucks gestört sein. Der Blutdruck sinkt schon bei schnellem Aufstehen und längerem Stehen. Es wird einem schwarz vor Augen, wenn man sich nicht setzt, hat man das Gefühl umzufallen. Auch innere Organe können betroffen sein. Der Patient fühlt sich nie ganz gesund und wohl. Er gerät bei kleinsten Anstrengungen oder Aufregungen ins Schwitzen, friert schon bei normalen Temperaturen, leidet selbst bei minimalsten Wetterveränderungen unter Kopfschmerzen, unter Herzschmerzen oder Herzjagen. Schon der Gedanke an das, was morgen sein könnte, führt zu Durchfall oder Verstopfung. Entsprechend labil ist auch die psychische Verfassung.

Überempfindliche Fehlreaktionen

Das ist weit mehr als nur ein »Schönheitsfehler« der Gesundheit, den man einfach übersehen darf. Nicht immer lässt sich diese überempfindliche Fehlreaktion einfach mit Abhärten, etwa Kneipp-Kuren, aus der Welt schaffen. Nimmt man es aber hin, dann können daraus ernsthafte Schädigungen vor allem an Herz und Kreislauf, aber auch im Magen-Darmbereich entstehen.

Markus T. fror schon in den ersten Tagen des Heilfastens erbärmlich. Selbst im Bett war es ihm unmöglich, sich zu wärmen. Er brauchte eine Wärmflasche. Obwohl es Hochsommer war, lief er im dicken Pullover herum. Im Schwimmbad, das bei uns wohltemperiert ist, schnatterte er schon nach wenigen Minuten. »Ich weiß, ich werde mich schrecklich erkälten. Ich kenne das«, befürchtete er.

Markus T. friert ständig

Doch er war ja nicht der erste, der auf diese Weise auf das Fasten reagierte. Er bekam von uns ein natürliches Kreislaufmittel. Wir verordneten außerdem warme Basenbäder zur Stabilisation des inneren Milieus und zum allgemeinen Wohlfühlen. Zusätzlich erhielt er mehrmals täglich Arm- und Fußwechselbäder. Dazwischen wurde er zu regelmäßigen, zu Beginn noch kurzen Spaziergängen in Licht und Luft angehalten.

Ab dem fünften Tag begann er, sich wohl zu fühlen. »Mein Herzstechen ist weg«, berichtete er uns. »Mir ist auch nicht mehr zu kalt.«

Ab dem fünften Tag begann er, sich wohl zu fühlen

Erika und Markus T. haben sich in den vier Wochen Aufenthalt in unserer Klinik so gut erholt wie ganz sicher in keinem anderen Urlaub zuvor.

Immer wieder bestätigt sich, wie segensreich das Heilfasten bei allen Herz-Kreislauf-Erkrankungen, speziell bei Arteriosklerose, bei Angina Pectoris, bei Durchblutungsstörungen, aber auch in Fällen wie denen von Erika und Markus T. ist. Mit einem gezielten Heilfasten, rechtzeitig durchgeführt, wird unendlich vielen Herz-Kreislauf-Erkrankungen vorgebeugt.

Immer wieder bestätigt sich, wie segensreich das Heilfasten bei allen Herz-Kreislauf-Erkrankungen ist

Markus T. beispielsweise schrieb uns, dass er seit seinem Heilfasten von den pausenlosen Erkältungen verschont bleibt. Was allein diese Stabilisierung bedeutet, ist unschätzbar. Wie sinnvoll und effektiv könnte es sein, würden die Krankenkassen solche Gesundheitsmaßnahmen übernehmen, um damit auf wirksame Weise dafür zu sorgen, dass spätere kostspielige Heilversuche überflüssig werden (s. Lesetipp »Herz fit«)!

Gicht

Hansjürgen Z., 57 Jahre alt, stark übergewichtig, ein sehr erfolgreicher Bankdirektor aus Düsseldorf, kam nach dem Abbruch eines völlig verpatzten Urlaubs nach Obertal. Mit seiner Familie war er nach Algerien geflogen, froh, der »Berufsmühle« endlich einmal entronnen zu sein. Doch schon am ersten Abend unter Palmen begann das Unheil mit einer Flasche samtweichen Rotweins, die der Bankdirektor genüsslich trank. Zwei Stunden später bäumte er sich unter Schmerzen auf. Beide Knöchel waren feuerrot. Und dick angeschwollen. Hansjürgen Z. hatte einen seiner gefürchteten Gichtanfälle. Ausgerechnet da unten, fernab von einem Arzt und einer Apotheke. Und schlimmer als jemals zuvor. Bisher hatten sich die Schmerzen auf die linke große Zehe beschränkt. Diesmal waren es die Knöchelgelenke. Der Bankdirektor lag bewegungslos im Bett. Die kleinste Bewegung ließ ihn aufheulen. Er hatte Fieber und schob missmutig auch die leckersten Speisen zur Seite. Das ging fast drei Tage so. Dann schien sich eine Besserung anzubahnen. Doch schon sieben Stunden später stellte sich der zweite Schmerzanfall ein – diesmal, ohne dass Hansjürgen Z. zur Flasche gegriffen hätte. Und der Anfall war noch heftiger als der erste. Der sonst so lebenslustige Bankdirektor war nicht mehr zu halten. Er brach seinen Urlaub ab, flog zurück nach Hause – und fuhr gleich weiter in die Schwarzwald Privatklinik Obertal.

Hansjürgen Z. hat einen massiven Gichtanfall

»Nun führt kein Weg mehr daran vorbei. Ich muss abnehmen«, stöhnte er. »Vielleicht wird damit meine Gicht wenigstens ein bisschen besser.« Seine Gicht war ziemlich fortgeschritten. Die Röntgenaufnahmen hatten erste Knorpelschäden gezeigt. Die Labortests ergaben erheblich überhöhte Harnsäurewerte. Das bedeutete, Vorsicht ist geboten. Fasten war sicher die Therapie der Wahl. Doch während des Fastens steigt der Harnsäurespiegel erst einmal an. Es galt also, Vorsorge zu treffen, damit nicht umgehend ein neuer Gichtanfall ausgelöst wurde.

Fasten war sicher die Therapie der Wahl

In schlechten Zeiten nimmt die Gicht stark ab. Seit der Währungsreform haben Gichterkrankungen jedoch in Deutschland erschreckend stark zugenommen. Mehr noch: Die Leute bekommen die sehr hinderliche, schmerzhafte, hässliche Krankheit gut und gerne 20 Jahre früher als noch vor ein paar Jahrzehnten. Damals waren die 50-Jährigen betroffen. Heute begegnen wir Ärzte schon 30-Jährigen Gichtpatienten.

Und noch eine böse Entwicklung: Früher dauerte es im Durchschnitt 20 Jahre, bis sich aus gelegentlichen Gichtanfällen eine chronische Krankheit entwickelt hatte – mit verkrüppelten Gliedmaßen! Heute ist das schon spätestens nach neun Jahren so weit – vorausgesetzt, es werden keine wirksamen Heilmaßnahmen dagegen getroffen.

Die Gichterkrankungen treten jetzt früher auf und haben oft einen schwereren Verlauf

Früher galt die Gicht als »Wohlstandsleiden« der Reichen. Heute werden alle Schichten heimgesucht – in erster Linie aber Männer. Am Anfang der Krankheit steht wieder einmal eine erblich bedingte Veranlagung! Nicht jeder, der zu üppig und zu unvernünftig speist, der viel Alkohol trinkt oder zu viel Fleisch und Innereien verzehrt, bekommt automatisch eine Gicht. Sie entwickelt sich bei solchen Fehlern nur dann, wenn eine angeborene Stoffwechselstörung vorliegt: Im Blut steigt der Harnsäurespiegel an. Entweder weil die Nieren die Harnsäure nicht gründlich genug ausscheiden oder weil der Körper ständig Übermengen davon produziert, so dass es nicht mehr möglich ist, sie jeweils restlos wegzuschaffen. Ein erhöhter Harnsäurespiegel muss immer sehr ernst genommen werden. Er kann lange Jahre scheinbar völlig harmlos sein, ehe es zu einem Gichtanfall kommt. Harnsäure-Kristalle führen im Übermaß zu Reizungen und entzündlichen Reaktionen besonders störend im Gelenk, wo sie schon relativ frühzeitig nachweisbar sind. Die in Muskel und Bindegewebe abgelagerten Harnsäurekristalle macht unser Körper zum Teil selbst unschädlich, indem er sie in abgekapselter Form als so genannte Gichtknoten ablagert, besonders dort, wo sich das Blut in Ruhe staut, also im Bereich der Füße und Großzehen. In den meisten Fällen, so zeigt die Erfahrung, genügt es, den Harnsäurespiegel abzusenken, um einer Gicht wirksam vorzubeugen.

Ein erhöhter Harnsäurespiegel muss immer sehr ernst genommen werden

Viel zu oft werden erste Anfälle als »momentane Panne« abgetan – zumal es Jahre dauern kann, ehe sie sich wiederholen. In der Zwischenzeit wird wertvolle Zeit vertan und das Übel verschlimmert sich.

Viel zu oft werden erste Anfälle als »momentane Panne« abgetan

Es gibt heute wirksame Medikamente, die eine hohe Konzentration der Harnsäure im Blut verhindern. Auch der Bankdirektor bekam sie von uns verabreicht. Dann begannen wir mit der Heilfasten-Therapie. Sie räumt die bereits vorhandenen Kristalle aus den Geweben und Gelenken. Und zwar so gründlich, dass es heute in keinem Fall mehr nötig sein sollte – was immer noch getan wird –, befallene Gelenke operativ zu versteifen. Hansjürgen Z. hat nach zwei Heilfasten-Therapien keine Gichtanfälle mehr.

Hansjürgen Z. jedenfalls hat nach zwei Heilfasten-Therapien keine Gichtanfälle mehr

Für Leute, die zur Gicht neigen, ist an dieser Stelle eine Warnung nötig: Fasten führt nahezu immer zur Erhöhung der Harnsäurewerte. Wer deshalb zu Hause eine stark kalorienreduzierte Schlankheitsdiät auf eigene Faust durchführt, der sollte zuvor vom Arzt seinen Harnsäurespiegel kontrollieren lassen, damit er gegebenenfalls vorbeugend mit Medikamenten eingreifen kann. Auch nach dem Heilfasten senkt sich der Harnsäurespiegel erst etwa nach sechs Wochen auf einigermaßen normale Werte. Das muss man wissen – und beachten.

Infektanfälligkeit

Die folgende Erfahrung wiederholt sich oft am Tag, sogar mehrfach in der Begegnung mit gerade erst angereisten Patienten: Sie kommen, weil ein Leiden bedrohlich geworden ist – aber sie besitzen nicht nur diese eine Krankheit, sondern daneben auch noch drei, vier ernsthafte Gesundheitsstörungen, denen sie in aller Regel keinerlei Beachtung schenken. Meistens handelt es sich in solchen Fällen um Patienten zwischen dem 40. und 60. Lebensjahr. Der Arzt sieht sich ihnen gegenüber in der schwierigen Situation, entscheiden zu müssen, was nun zuerst angegangen werden soll. Kann man sich auf die Arteriosklerose konzentrieren oder muss nicht zuerst die chronische Bronchitis, die verschleppte Virusinfektion, der Diabetes, die Fettleber behandelt werden?

Viele Menschen kommen mit verschiedenen Gesundheitsstörungen zu uns

Berthold B., 55, Handelsvertreter aus München, war zu uns nach Obertal gekommen, um sein Übergewicht zu reduzieren und so nebenbei, wie er sich ausdrückte, das gelegentliche Herzstechen loszuwerden. Er wusste nicht, dass er an fortgeschrittener Arteriosklerose litt. Er schenkte auch seinem »Reizhusten« keinerlei Beachtung. Seine Stimme war belegt. Er musste sich während unserer Unterhaltung ständig räuspern, um die durch Schleim verlegten Atemwege freizubekommen. Sein Auswurf war eitrig gelb und auf Befragen: »Wie lange haben Sie diese Bronchitis schon?«, meinte er lakonisch: »Ach das! Man wird eben alt. Das hat doch nichts zu bedeuten.« Er hatte keine Ahnung, in welch miserablem Gesundheitszustand er sich befand. Und er wollte das auch nicht wahrhaben. »Was soll' s; ich bin täglich 14 Stunden unterwegs, schufte wie ein Pferd. Das könnte ein Kranker wohl nicht durchhalten. Niemand kann mir einreden, ich stünde kurz vor dem Grab!«

Berthold B. hatte keine Ahnung, in welch miserablem Gesundheitszustand er sich befand

Wir zeigten ihm sein Spiegelbild. »Betrachten Sie Ihr aufgeschwemmtes Gesicht, Ihre Haut. Es bilden sich auf ihr bereits Altersflecke. Hier zeigen sich Warzen, ein Zeichen für eine Virusinfektion. Ihre chronische Bronchitis ist ebenfalls ein Hinweis darauf, dass Ihr Immunsystem sich nicht mehr entschlossen zu wehren vermag. Ganz abgesehen von den übrigen Gebrechen: Sie haben mit Ihrer Gesundheit Raubbau getrieben. Sie stecken mitten in der Immuno-Pause. Wenn Sie nicht aufpassen, summieren sich Ihre zahlreichen Gesundheitsstörungen, die Sie heute noch für banal halten, zu einem ernsten Leiden, das Sie dann beeinträchtigt und das nicht mehr so leicht aus der Welt zu schaffen ist.«

Sie haben mit Ihrer Gesundheit Raubbau getrieben

Wir versuchten, unserem Patienten seine Situation anschaulich zu erklären. Erst seit wenigen Jahrzehnten wissen wir um die zentrale Bedeutung des Immunsystems für unsere Gesundheit. Die Forschung ist dabei, immer neue Einsichten in diese Wunderwelt zu gewinnen. Doch so viel steht inzwischen fest: Dieses

Immunsystem, gesteuert vom Zentralorgan Thymusdrüse, ist der eigentliche Arzt in unserem Körper. Es wehrt nicht nur die Angriffe der Krankheitserreger auf geradezu geniale Weise ab, schützt uns vor allen Angriffen von außen und Entartungen von innen, sondern es kann weit darüber hinaus alles erkennen, was körpereigen ist und des Schutzes bedarf, was krank ist und beseitigt werden muss, was fremd ist und vernichtet werden muss. Wenn wir nach Infektionen und Verletzungen in der Regel immer wieder wie von selbst gesund werden, verdanken wir das unserem Immunsystem.

Leider wird es von uns derartig übermäßig in Anspruch genommen, durch unsere Lebensweise in seiner Entfaltung immer wieder so massiv behindert, dass dieses System sich meist schon um die Mitte des Lebens erschöpft. Dann reagiert es zu schwach, zu heftig oder irritiert. Bei dieser großen Gesundheitskrise, die oft schon nach dem 40. Lebensjahr zu beobachten ist, sprechen wir von der Immuno-Pause. Es ist der Augenblick, in dem der Organismus anfängt, Infektionen nicht mehr mit der nötigen Entschlossenheit anzugehen, in dem akute Erkrankungen zu chronischen Leiden werden, in dem sich nach und nach auch die berüchtigten Alterskrebse zeigen.

Unser Immunsystem wird von uns derartig übermäßig in Anspruch genommen, dass es sich meist schon um die Mitte des Lebens erschöpft

Selbstverständlich müssen wir von klein auf lernen, dieses Immunsystem zu trainieren, damit es hellwach und schlagkräftig bleibt und sein »Wissen« nicht einbüßt (s. Lesetipp: »Immun-Training«).

Hier nur soviel: Es gibt die Möglichkeit, ein geschwächtes und irritiertes Immunsystem neu zu formieren. Das geschieht nach unserer Erfahrung am wirkungsvollsten mit einer kombinierten Immun-Therapie: die Thymosand®-Therapie und das Heilfasten mit mikrobieller

Es gibt die Möglichkeit, ein geschwächtes und irritiertes Immunsystem neu zu formieren

Unterstützung und Mikronährstoffgaben, wie im folgenden Abschnitt: »Flankierende Heilmethoden während des Fastens« dargestellt.

Wer sich dem Heilfasten unterzogen hat, ist hinterher weit weniger anfällig für Infektionen

Das Immunsystem wird unter dem Heilfasten von vielfältigen Pflichten entlastet, so dass es sich konzentriert den Heilaufgaben zuwenden kann. In diesem Punkt, neben so vielen anderen, liegt der zusätzliche Nutzen des Heilfastens. Ein Punkt, der früher weithin übersehen wurde. Unsere Erfahrungen bestätigen: Wer sich dem Heilfasten unterzogen hat, ist hinterher weit weniger anfällig für Infektionen. Das Heilfasten ist so gesehen eine unschätzbar wertvolle Vorbeugungsmaßnahme gegen chronische Leiden – auch gegen Krebs. Um es noch einmal zu wiederholen: Man darf das Fasten nur nicht zu weit in die sehr späten Lebensjahre verschieben. Man sollte sich schon vor der Immuno-Pause dazu aufraffen, denn diese lässt sich damit deutlich in spätere Jahre verschieben, deutlich abschwächen, mancher meint, vielleicht sogar ganz verhindern.

Flankierende Heilmethoden während des Fastens

Fasten ist die sicherste Möglichkeit, die Heilkräfte des Körpers selbst zu wecken und ihnen den Weg zur vollen Wirksamkeit freizugeben. Alle Anpassungsfähigkeiten sind bei unseren Vorfahren über Jahrtausende trainiert, um in Hungerzeiten zu überleben. Der einmalige, unschätzbare Vorteil des Heilfastens: Im Fasten werden diese Anpassungsfähigkeiten gefordert und trainiert, wenn wir uns eine ausreichende, angepasste Reaktionsfähigkeit erhalten haben.

Fasten ist die sicherste Möglichkeit, die Heilkräfte des Körpers selbst zu wecken und ihnen den Weg zur vollen Wirksamkeit freizugeben

Die moderne Lebensweise führt dazu, dass wir vorwiegend psychisch immer mehr gefordert werden – schnelle Reaktion und Aktion, gute Übersichts- und Merkfähigkeit, Lernfähigkeit, Flexibilität sprich Leistungs-Stress ohne entsprechend auch körperlich gefordert zu werden. Herausforderungen wie schnelles Rennen, Kämpfen, schweres Tragen, langes Laufen, jedem Wetter ausgesetzt zu sein und dabei gesund zu bleiben und vieles mehr, sind so nicht mehr gefordert. Damit werden entsprechende Anpassungsreaktionen nicht mehr trainiert. Wir benötigen weniger Kalorien, also Nahrung, weil wir kaum noch körperliche Arbeit leisten. Kälte und Hitze sind wir in unseren Wohnungen kaum noch ausgesetzt. Wenn die angepasste notwendige Reaktion nicht oder nur teilweise erfolgt,

Wir werden immer mehr psychisch gefordert, aber nicht entsprechend körperlich

Flankierende Heilmethoden sichern den Therapieerfolg des Fastens, indem sie Organfunktionen optimieren und Anpassung erleichtern

sind häufig individuell angepasst begleitende Therapien erforderlich. Unter dem Fasten fühlt man sich dann noch wohler.

Flankierende Heilmethoden sichern den Therapieerfolg des Fastens, indem sie Organfunktionen optimieren und Anpassung erleichtern. Störungen, die den Fasten-Erfolg in Frage stellen, werden individuell angepasst während der Fastentherapie behoben.

Die Mikronährstoff-Therapie

Fasten ist erfolgreicher bei ausreichender Mikronährstoff-Versorgung

Bei vorher einseitiger, unzureichender Ernährung ist eine Mikronährstoff-Therapie unabdingbar. Ganz allgemein verläuft das Fasten erfolgreicher, wenn über eine ausreichende Mikronährstoff-Versorgung die vielfältigen Anpassungsvorgänge exakt und problemlos ablaufen können.

Bei Herz-Kreislaufbeschwerden werden gefäßschützende Mikronährstoffe eingesetzt.

Bei Muskelschwäche muss der Muskelaufbau gefördert werden, nicht nur durch Training, sondern auch durch muskelwirksame Makro- und Mikronährstoffe.

Mikronährstoffe verhindern eine übermäßige Übersäuerung während des Fastens.

Wir nennen diese Ergänzungstherapie die Vital-Plus-Therapie (s. Lesetipp: »Vital-Plus«).

Die Homöopunktur – eine synergistische Kombination von Homöopathie und Akupunktur

Unsere so wirkungsvolle spezielle Homöopunktur ist von den Ärzten der Schwarzwald Privatklinik Obertal entwickelt worden. Unsere Homöopunktur vereint die positiven Wirkungen der 300 Jahre alten Homöopathie mit denen der über 2000 Jahre alten Akupunktur. Während die Homöopathie schonend Ähnliches mit Ähnlichem heilt, hilft die Akupunktur dabei, wieder eine ausgeglichene und harmonische Innenwelt zu erlangen.

Unsere Homöopunktur vereint die positiven Wirkungen der 300 Jahre alten Homöopathie mit denen der über 2000 Jahre alten Akupunktur

Die Homöopunktur nutzt die so genannten Sanotropika, spezielle organbezogene homöopathische Einzelmittel in der Kombination der Potenzen D4, D8 und D12, die in charakteristische, individuell ausgewählte Akupunkturpunkte, Schmerzpunkte oder Segmente der Haut injiziert werden. Für die Homöopathie ist die Verwendung von mineralischen, pflanzlichen und tierischen Ausgangsstoffen typisch. Die pflanzlichen Homöopathika, die wir für die Homöopunktur nutzen, stammen aus rein ökologischem Anbau.

Durch die gesetzten Reize der in Akupunkturpunkte injizierten Sanotropika wird die Aktivität der Organe und damit der Stoffwechsel verbessert und harmonisiert. Das Wort Sanotropikum bedeutet »gerichtet auf die Heilung« (sanare = heilen). Sowohl eine Optimierung der Leistung der Zellen (histotrope Wirkung), der Organe (organotrope Wirkung), aber auch der Organ-Funktion (funktiotrope Wirkung) wird so im Sinne der Regulations- und Ordnungstherapie hin zum Gesunden erreicht. Eine derartige Unterstützung lässt das

Die Aktivität der Organe und damit der Stoffwechsel wird verbessert und harmonisiert

Fasten in vielen Fällen noch effektiver ablaufen. Bestehen vor dem Fasten schon Organschwächen oder sogar Störungen, erscheint die Unterstützung durch die Homöopunktur nicht nur sinnvoll, sondern sie ist unabdingbar.

Wirksame Sanotropica – spezielle organbezogene homöopathische Einzelmittel

Articurell®	das Sanotropikum für den Stütz- und Bewegungsapparat,
Berberell®	das Sanotropikum für die Muskulatur,
Cortirell®	das Sanotropikum für die Nebennieren,
Coronell®	das Sanotropikum für das Herz-Kreislaufsystem,
Dermarell®	das Sanotropikum für die Haut,
Hepatorell®H	das Sanotropikum für die Leber,
Maflurell®	das Sanotropikum für das RES (retikolo-endotheliales System)
Nuvorell®	das Sanotropikum für den Magen und Darm,
Ovarell®	das Sanotropikum für die Ovarien (Eierstöcke),
Pancrearell®	das Sanotropikum für die Bauchspeicheldrüse,
Prostarell®	das Sanotropikum für die Prostata (Vorsteherdrüse),
Pulmorell®	das Sanotropikum für die Lungen,
Renorell®	das Sanotropikum für die Nieren,
Testerell®	das Sanotropikum für die Testes (Hoden),
Venorell®	das Sanotropikum für die Venen.

Wir haben in den letzten Jahren die Erfahrung gemacht, dass sich gerade die Homöopunktur besonders wirkungsvoll mit dem Heilfasten kombinieren lässt: Das organgerichtete Sanotropikum normalisiert die Funktionen der unter dem Fasten besonders geforderten Organe und verbessert die Leistungsfähigkeit des gesamten Organismus. Das Heilfasten reinigt den Körper und gibt somit den Organen den Weg frei, ihre Funktionen zusätzlich zu optimieren.

Man könnte es auch so formulieren: Der Körper, der beim Fasten von sich aus bemüht ist, die Behinderungen, die ein einwandfreies Funktionieren blockieren, wegzuräumen, wird mit Hilfe der Homöopunktur in dieser Arbeit voll unterstützt. Der Heilungsprozess beginnt effektiver.

Mit Hilfe der Homöopunktur beginnt der Heilungsprozess effektiver

Im Mittelpunkt der Homöopunktur steht während der Fastentherapie die organbezogene individuelle Unterstützung des Stoffwechsels. des Fastenden. Die Behandlung des Fastenden mit dem Sanotropikum Hepatorell®H dient zur Unterstützung der Leber, weil die Leber als Entgiftungsorgan und als biochemisches Labor während des Fastens eine besonders umfassende Arbeit zu leisten hat. Wie groß diese Anstrengungen sind, zeigt die Tatsache, dass ein Fastender sich häufig schon von einem einzigen Gläschen Schnaps wie betrunken fühlt. Hepatorell®H zur Unterstützung der Leber ist ein Muss für den Faster.

Wann Homöopunktur sinnvoll ist

Individuell angepasst kann die Homöopunktur durch die unterschiedlichen organspezifischen Sanotropika die Herz- und Kreislauffunktion verbessern, den Stütz- und Bewegungsapparat bei ausreichender Bewegung kräftigen, die Entschlackung und Entgiftung fördern und damit das Fasten noch erfolgreicher machen. Der tägliche Leberwickel unterstützt die Wirkung noch.

Wir verwenden die Homöopunktur neben der Unterstützung beim Heilfasten zur Revitalisierung, auch zur

Behandlung von »Altersbeschwerden«, und überall dort, wo sich bereits chronische Leiden ausgebildet haben. Beispielsweise bei Stoffwechselstörungen, rheumatischen Erkrankungen, chronischen Magen- und Darmbeschwerden, Verdauungsschwäche, Herz-Kreislauferkrankungen, Durchblutungsstörungen des Gehirns und der Gliedmaßen, Angina Pectoris, chronischen Ekzemen, Atemwegserkrankungen, Neuralgien, bei Migräne, chronischer Schlaflosigkeit, hormonellen Störungen, Prostatavergrößerung, nervlichen und körperlichen Erschöpfungszuständen, Verstimmungszuständen bis hin zur beginnenden Altersdepression und vielen anderen Gesundheitsstörungen.

Allein diese Aufzählung zeigt schon, dass die Homöopunktur überall dort angewandt wird, wo es gilt, Disharmonien auszugleichen, Funktionen und Regulationen zu verbessern.

Wir stehen damit nicht in Konkurrenz zur Medizin im Krankenhaus und in den Arztpraxen, sondern wir bieten hier eine ergänzende Heilmethode an.

Wenn wir heute von Erkrankungen sprechen, meinen wir damit auf der einen Seite die akuten Erkrankungen wie Erkältungen bis hin zu lebensbedrohenden Infektionen, akuten Entzündungen, Vergiftungen, Organversagen und Ähnliches; also lebensbedrohliche akute Gesundheitsstörungen, die eine Krankenhauseinweisung des Patienten erforderlich machen, da sofortiges und schnelles Handeln nötig ist. Noch nie waren die medizinischen Möglichkeiten so perfekt, um den lebensbedrohlichen Zustand zu beherrschen und in vielen Fällen Gesundheit wiederherzustellen.

Chronische Erkrankungen nehmen immer weiter zu

Auf der anderen Seite nehmen die chronischen Erkrankungen immer weiter zu. Hier gilt es nicht in erster Linie, Gesundheit wiederherzustellen, da dies oft nicht möglich ist, sondern individuell angepasst Beschwerden zu lindern, Funktionen zu verbessern und den Patienten dauerhaft zu motivieren mitzuhelfen, indem er Gesundheitsrisiken nach Anleitung reduziert – wie Übergewicht, Bewegungsmangel, Stress. Durch ärztliche Unterstützung soll er wieder Zuversicht gewinnen und den Willen, alles für ihn Machbare auch zu seinem Nutzen umzusetzen.

Nicht jede Gesundheitsstörung darf mit dem ganzen Arsenal des heute medizinisch Machbaren therapiert werden

Nicht jede Gesundheitsstörung darf mit dem ganzen Arsenal des heute medizinisch Machbaren therapiert werden. Soweit irgend möglich müssen die Patienten eingebunden werden. Wir haben die Erfahrung gemacht, dass naturheilkundliche Therapien von Patienten gewünscht werden und diese unter solchen Therapien leichter zu einer aktiven Mitarbeit und nach Anleitung zu einer persönlichen Lebensumstellung bereit sind.

Die Homöopunktur ist eine Therapiemöglichkeit, die Hilfe zur Selbsthilfe dadurch zu geben vermag, dass auf diese Aktion einer Reizsetzung eine regulierende Reaktion folgt, hin zu mehr Gesundheit.

Bei fieberhaften Infekten ist Bettruhe erforderlich. Unter Temperaturkontrolle sollten Wadenwickel bei hohem Fieber die Temperatur senken. Es sollte viel getrunken werden, zusätzlich Vitamin C, Heiltees, nur leichte Kost; falls kein Appetit vorhanden ist, auch kurzzeitige Nahrungspause. Fieber ist eine sinnvolle Abwehr- und Verteidigungsreaktion und eine Leistung unseres Körpers, die in den meisten Fällen bei ausreichend Ruhe und naturheilkundlichen Therapien schnell zur Wiederherstellung der Gesundheit führt. So gestärkt ist man nach der Erkrankung weniger krankheitsanfällig.

Wirklich gefährdet ist unsere Gesundheit erst dann, wenn der Körper sich nicht mehr aufzubäumen vermag

Wirklich gefährdet ist unsere Gesundheit erst dann,

wenn der Körper sich nicht mehr aufzubäumen vermag, wenn wir bei Infektionen beispielsweise kein Fieber mehr bekommen.

Patienten, die akut krank waren und vom Arzt mit starken Medikamenten oder gar Injektionen oder Infusionen von den lästigen Symptomen befreit wurden, übersehen, dass sie damit noch keineswegs wieder gesund sind, dass sie jetzt eigentlich erst beginnen müssten, energisch etwas zur völligen Wiederherstellung der Gesundheit zu unternehmen. Doch wer, der sich nicht krank fühlt, ist bereit, sich um seine Gesundheit zu bemühen?

Heute werden zu viele akute Krankheiten nicht mehr auskuriert

So kommt es, dass heute viel zu viele akute Krankheiten nicht mehr auskuriert werden, dass wir alle, weil wir weder Zeit noch die Energie aufbringen, von einer Krankheit in die andere stolpern, immer nur die Symptome verwischen, um schmerzfrei und fieberfrei zu sein.

Der Körper ist aus eigener Kraft nicht mehr imstande, mit den festgefahrenen Übeln fertig zu werden

Die Erkrankung wird so behandelt auf Dauer zu einer chronischen Gesundheitsstörung, die beschwerlicher und belastender ist als eine akute Erkrankung. Bei Fortschreiten der chronischen Erkrankung droht Siechtum: Der Körper ist aus eigener Kraft nicht mehr imstande, mit den festgefahrenen Übeln fertig zu werden. Er muss immer wieder Fehlfunktionen, ständige Infektionen und weitere gesundheitliche Störungen erdulden.

Gegen diese chronischen Leiden aber, daran kann es keinen Zweifel geben, vermag die moderne Medizin mit all ihren Mitteln, Apparaten, chirurgischen Fertigkeiten wenig auszurichten.

Hier ist nun der Arzt gefordert, der den Körper zur Fähigkeit zurückzuführen vermag, sich wieder selbst zu helfen

Hier ist nun der Arzt gefordert, der den Körper zur Fähigkeit zurückzuführen vermag, sich wieder selbst zu helfen. Denn es gibt nur eine einzige Heilung: jene, die der Körper selbst bewirkt.

Der Arzt mit reichen Erfahrungen in den meistens uralten Naturheilverfahren wird versuchen, zunächst einmal die Gesundheit zu erhalten und dafür zu sorgen, dass es nicht zur chronischen Erkrankung kommt. Das Heilfasten spielt dabei eine ganz besondere, hervorragende Rolle. Die Homöopunktur ist eine wunderbare Ergänzung dazu. Es gilt heute wie vor fast 2000 Jahren, was der griechische Arzt Galenos (130–205 nach Christus) festgestellt hat: »Es gibt zwar eine Wissenschaft vom menschlichen Körper. Sie hat aber zwei hervorragende und besondere Teilgebiete: Das eine ist die Gesundheitspflege, das andere die Heilkunde. Beide verhalten sich in ihren Auswirkungen verschieden, denn das eine bedeutet ja, den bestehenden Zustand zu erhalten, das andere will die Krankheit verhindern. Da der Zeit wie der Wertschätzung nach die Gesundheit vor der Krankheit kommt, müssen wir doch wohl zuerst darauf schauen, wie man sie bewahren kann. Erst in zweiter Linie steht dann der Versuch, die Krankheit zu heilen.«

Deshalb versuchen wir immer und immer wieder, darauf hinzuweisen, dass es eben falsch ist, darauf zu warten, bis man auf der Nase liegt, dass es keinen Luxus darstellt, Jahr für Jahr etwas zur Erhaltung der Gesundheit zu unternehmen, dass die Gesundheit, unser höchstes irdisches Gut, es wert sein sollte, für sie Zeit und Geld aufzuwenden.

Die Naturheilverfahren wie speziell das Heilfasten, ergänzt durch die Homöopunktur, bieten hervorragende Möglichkeiten, gerade chronische Leiden positiv zu beeinflussen

Daneben bieten die Naturheilverfahren wie speziell das Heilfasten, ergänzt durch die Homöopunktur, hervorragende Möglichkeiten, gerade chronische Leiden positiv zu beeinflussen, bei günstigen Voraussetzungen sogar zu heilen. Wäre es nicht längst an der Zeit, dass der alte Streit zwischen »Schulmedizin« und »Außenseitermethoden« endlich begraben wird und beide

Wir bieten die ältesten Naturheilmethoden, kontrolliert mit modernster Labortechnik

Seiten darangehen, Hand in Hand miteinander zu wirken – zum Segen der Patienten, damit die Gesundheitsmisere unserer Tage bewältigt werden kann? Bei uns in Obertal ist der Graben längst überbrückt. Wir bieten die ältesten Naturheilmethoden, kontrolliert mit modernster Laboranalytik, eingepasst in die medizinische Wissenschaft unserer Tage.

Die immunmodulierende Thymosand®-Therapie

Der Schwede Dr. Elis Sandberg hat vor Jahrzehnten einen Gesamtextrakt aus Thymusdrüsen junger Kälber entwickelt (THX) und damit sehr positive Ergebnisse erzielt. Seine Entwicklung ermöglichte ihm die Erkenntnis, dass sich Fehler und Irritationen des Immunsystems korrigieren lassen, indem man dem Organismus die fehlenden Faktoren der Thymusdrüse zuführt.

Fehler und Irritationen des Immunsystems lassen sich korrigieren, indem man dem Organismus die fehlenden Faktoren der Thymusdrüse zuführt

Im Grunde ist es beim Immunsystem nicht viel anders als beim Zuckerstoffwechsel. Wenn die Inselzellen der Bauchspeicheldrüse nicht mehr ausreichend Insulin zur Verfügung stellen können, kann man das fehlende Insulin, ein Hormon des Zuckerstoffwechsels, dem Körper von außen als Injektion und wohl bald auch als Spray zuführen. Damit funktioniert der Zuckerstoffwechsel dann wieder. Der Unterschied zwischen den Inselzellen und der Thymusdrüse liegt nur darin, dass das Zentralorgan des Immunsystems nicht etwa nur ein einziges Steuerungspeptid produziert, sondern eine Vielzahl von Thymosinen, Peptiden und Enzymen. Einige dieser Faktoren, wie etwa das Thymosin alpha 1, konnte man mittlerweile isolieren und einsetzen. Doch die Therapie mit nur einem der vielfältigen Faktoren zeigte nicht die gewünschten Erfolge. Aber ein Gesamtextrakt ist heute nicht mehr vorstellbar, denn er entspricht in keiner Weise den modernen Anforderungen zur Arzneimittelsicherheit in Zeiten von BSE, SARS u.a.

Die so positive immunmodulierende Wirkung wird nur dann erhalten, wenn auch weiterhin das breite Spektrum der Thymuspeptide

Und doch ist die Therapie mit Thymuspeptiden nicht als überholt anzusehen. Wenn die notwendige Sicherheit durch spezielle Herstellungsverfahren und Kontrollen gewährleistet ist, wird die so positive immunmodulierende Wirkung nur dann erhalten, wenn auch weiterhin das breite Spektrum der Thymuspeptide wie in Thymosand® bei gleichzeitiger optimaler Sicherheit gegen Viren u.a. gewährleistet ist. Das patentierte spezielle Herstellungs- und Validierungsverfahren (Virval) steht dafür und gewährleistet die notwendige Sicherheit. Thymosand® enthält keine Zusätze, auch nicht zur Haltbarmachung. Es ist standardisiert, das heißt bei gleicher Menge gleiche Wirkung. Jede Injektion besitzt so bei gleicher Menge die gleiche Qualität.

Wir nutzen die Thymosand®-Therapie immer dann, wenn bei einem Patienten das Immunsystem gestört ist

Seit 1977 wurden bei uns weit mehr als eine Million Thymosand®-Injektionen verabreicht mit außergewöhnlich guten Behandlungserfolgen. Die biologischen Wirkstoffe von Thymosand® sind der Substanzklasse »Biological Response Modifier« (BRM) zuzurechnen, was gleichbedeutend ist mit Bioregulatoren. Wir nutzen die Thymosand®-Therapie immer dann, wenn bei einem Patienten das Immunsystem gestört ist, d.h. wenn es seinen Aufgaben nicht mehr gewachsen ist. So wenn das Immunsystem, etwa bei einer Krebserkrankung, nicht rechtzeitig in der Lage ist, entartete Zellen – wie Krebszellen – als gestört zu erkennen und zu vernichten, oder auch wenn bei Infektanfälligkeit Bakterien, Viren, Pilze, Prionen nicht als gefährlich erkannt und zerstört werden.

Gute Erfolge mit der Thymosand®-Therapie erzielen wir auch bei Allergien

Gute Erfolge mit der Thymosand®-Therapie erzielen wir auch bei Allergien und Überempfindlichkeiten, bei denen harmlose Substanzen wie Pollen, Tierhaare, Nahrungsbestandteile wie Zusatzstoffe, Farbstoffe oder Milcheiweiß u.a. fälschlich als gefährlich eingestuft werden. Toleranz wird wiedererlangt, wenn gesunde körpereigene Gewebe als fremd verkannt und zerstört werden, wie bei den so genannten Autoimmunerkrankungen wie der chronischen Polyarthritis. Fehlgeleitete Abwehr kann sich gegen jede körpereigene gesunde Struktur ausbilden wie Muskeln, Haut, Gefäße u. a.

Die Thymosand®-Therapie lässt sich besonders gut mit dem Heilfasten kombinieren

Aufgrund jahrzehntelanger Erfahrung hat sich gezeigt, dass sich die Thymosand®-Therapie besonders gut mit dem Heilfasten kombinieren lässt.

Thymosand® wird in den Gesäßmuskel injiziert (i.m.) oder unter die Haut (s.c.). Die Dosis wird gegebenenfalls individuell angepasst. Bewährt hat sich eine Therapie über 15–21 Tage. In der ersten Behandlungsphase erhält der Patient 15–20 Injektionen in individuell angepasster Dosierung (1–5 Milliliter). Die Injektionen werden in der Regel täglich gegeben. Wird diese erste Nachschulung des Immunsystems rechtzeitig durchgeführt, gelingt es, ein wieder perfekt funktionierendes Immunsystem zurückzugewinnen. Bei fortgeschrittenen chronischen Leiden reicht aber eine einmalige Grundbehandlung nicht aus. Sie sollte individuell angepasst, meist in halbjährlichen Intervallen mit je 10 Thymosand®-Injektionen wiederholt werden.

Ein funktionierendes Immunsystem zurückgewinnen

Die Thymorell®-Therapie

Das Immun-Therapeutikum Thymosand® dient als Basis (Urtinktur) für das immunmodulierende Homöopathikum Thymorell®, das nach klassischen homöopathischen Herstellungsvorschriften produziert wurde und den gleichen Sicherheitsstandard wie Thymosand® gewährleistet. Der Fastenarzt entscheidet jeweils, welche Therapie für seinen Faster angezeigt ist, die Thymosand®-Therapie oder die Thymorell®-Therapie. Thymorell, wird in den Gesäßmuskel injiziert (i.m.) oder unter die Haut (s.c.). Thymorell® ist in jeder Apotheke erhältlich.

Die Psycho-Neuro-Immunologie als Therapie

Mehrfach ist es schon angeklungen: Eine ganz wichtige Voraussetzung dafür, dass die Heilfasten-Therapie zur vollen Wirkung gelangen kann, ist das Gewinnen der inneren Ruhe. Der Fastende muss zu sich selbst finden. Seele, Geist und Körper müssen in Einklang gebracht werden. Wenn auch das Heilfasten und die begleitenden Therapien nicht hoch genug eingeschätzt werden können und sehr oft überraschend schnell und gründlich helfen, so sind sie doch immer wieder in Frage gestellt, solange der Körper vom Kopf und von der Seele falsche, nämlich drosselnde, supprimierende Signale erhält.

Der Fastende muss zu sich selbst finden. Seele, Geist und Körper müssen in Einklang gebracht werden

Die große Bedeutung der psychischen Verfassung des Patienten für seine Gesundheit ist seit Jahrhunderten jedem guten Arzt bekannt. Durch eine fürsorgliche Betreuung und umfassende Information über den Therapie-Verlauf und die Ziele, die angestrebt werden, wächst die Zuversicht des Patienten, wieder gesund zu werden. Selbstheilungskräfte werden mobilisiert und nicht durch Unsicherheit und Ängste blockiert.

Die große Bedeutung der psychischen Verfassung des Patienten für seine Gesundheit ist seit Jahrhunderten jedem guten Arzt bekannt

Ein relativ neuer Wissenschaftszweig, die »Psycho-Neuro-Immunologie«, beschäftigt sich mit diesen Zusammenhängen, wobei auch das Hormonsystem eingebunden ist und wir darum auch von der »Psycho-Neuro-Endokrino-Immunologie« sprechen (s. S. 195). Die großen Ärzte alter Zeiten haben es so umschrieben: Der Körper kann und darf nicht heilend tätig wer-

Wir wissen heute, dass es von Gehirnzentren aus ganz direkte Verbindungen zum Nervensystem und über dieses mit dem Immunsystem gibt

den, solange die höheren Instanzen, Geist und Seele, nicht ihre Einwilligung geben.
Heilung geht immer auch vom Kopf aus. Ein einziger flüchtiger Gedanke der Resignation, ein winziger Funke Angst, ein einziger stummer Zweifel an der Wirksamkeit der Behandlung kann alles blockieren. Wir wissen heute, dass es von Gehirnzentren aus ganz direkte Verbindungen zum Nervensystem und über dieses mit dem Immunsystem gibt. Bei negativen Gedanken und Regungen werden über diese »Leitung« Botenstoffe ausgesandt, die zur Aktivität auffordern oder jede Art von Aktion verbieten. Aus diesem Grund kann es keine Heilung ohne die richtige Einstellung, ohne positive Ausrichtung geben. Diese positive Selbst-Beeinflussung lässt sich erlernen (s. Lesetipp: »Immun durch positives Denken«).

Keine Heilung ohne die richtige Einstellung

Neue wissenschaftliche Erkenntnisse. Hilfe für die Zukunft?

Ganz aktuell ist die Erkenntnis, dass Zellen – auch unsere Körperzellen – Geräusche verursachen, die Hinweise auf ihr Wohlbefinden oder ihr Unwohlsein geben. Mit Hilfe eines Rasterkraftmikroskopes (Atomic Force Microscope – AMF) werden die minimalen Vibrationen der Zellen abgetastet und die Geräusche »übersetzt«. So weiß man aus Versuchen, dass Hefezellen auf Alkohol mit »spitzen Schreien« reagieren.
In fernerer Zukunft werden diese neuen Möglichkeiten auch in die Diagnostik einfließen.
Dass wir uns selbst positiv, aber auch negativ beeinflussen können, wissen wir schon sehr lange. Dass wir aber auf diese Weise auch das Wohlbefinden und damit die Gesundheit unserer Zellen mitbestimmen, wurde schon immer vermutet. Wird es bald beweisbar? Nut-

Nutzen wir schon heute den positiven Einfluss auf uns selbst und damit auch auf unsere Organe und Zellen

zen wir schon heute den positiven Einfluss auf uns selbst und damit auch auf unsere Organe und Zellen.

Das Autogene Training

Um diesen Schritt zu erleichtern, empfehlen wir ganz besonders unseren Fastenden zweimal wöchentlich das Autogene Training. Nach entsprechender Einführung und Anleitung werden die Übungen des Autogenen Trainings vom Fastenden täglich selbstständig in der Stille durchgeführt und sehr positiv erlebt. Die meisten Patienten lernen so recht schnell, dass sie nach kurzer Zeit nur noch wenige Sekunden brauchen, um ganz ruhig zu werden. Und sie schätzen das Autogene Training bald so sehr, dass sie es als Bestandteil ihres Lebens mitnehmen.

Das Autogene Training hat das Ziel, dem verwirrenden Ansturm von Reizen und Bedrohungen auf Seele und Geist Einhalt zu gebieten

Das Autogene Training hat das Ziel, dem verwirrenden Ansturm von Reizen und Bedrohungen auf Seele und Geist Einhalt zu gebieten, damit es möglich wird, sich ganz auf ein gesundes Funktionieren des Körpers zu konzentrieren, ja mit ihm regelrecht aufmunternd ins Gespräch zu kommen. Der Patient muss lernen, dem autonomen Nervensystem und dem Immunsystem die richtigen Signale zukommen zu lassen.

Mit einfachsten Übungen lässt sich erreichen, dass die Atmung tiefer und ruhiger wird, der Herzschlag sich automatisch dieser Ruhe anpasst

Das hört sich kompliziert an, ist jedoch höchst einfach. Mit einfachsten Übungen lässt sich erreichen, dass die Atmung tiefer und ruhiger wird, der Herzschlag sich automatisch dieser Ruhe anpasst und viele Stoffwechselprozesse im Gefolge ebenso ihre hektische Gangart aufgeben. Allerdings ist dazu eine gewisse Abschirmung vom Alltag und eine ruhige Umgebung nötig. Das Heilfasten ist ein besonders günstiger Augenblick, mit dem Autogenen Training zu beginnen.

Man hat ja plötzlich Zeit. Und auch alle anderen Voraussetzungen sind gegeben. Wer gelernt hat, keinen Tag ohne kurze Sammlung, einer kleinen Meditation, ohne die besänftigende Zwiesprache mit dem Körper zu beginnen, der ist den Anforderungen, die im Alltag auf ihn warten, ganz anders gewachsen. Wir wissen, dass Manager in führender Position, die bei uns die so hilfreiche Möglichkeit des Autogenen Trainings erlernt haben, keine Konferenz, keine Verhandlung führen und keine schwerwiegenden Entscheidungen treffen, ohne zuvor diese kleine Übung der inneren Sammlung vorgenommen zu haben. Die in unserer Klinik konzipierte und erhältliche Audio-Kassette oder CD zum Autogenen Training kann hilfreich sein, das eigenständige Üben zu unterstützen und zu intensivieren.

Dem, der das Autogene Training nicht kennt, mag es verrückt vorkommen, sich mit seinem Immunsystem zu unterhalten

Dem, der das Autogene Training nicht kennt, mag es verrückt vorkommen, sich mit seinem Immunsystem zu unterhalten, ihm Zuversicht und Entschlossenheit einzuprägen. Dem, der es kennt, ist so etwas völlig selbstverständlich geworden. Er hat erfahren, wie »hellhörig« unser Organismus ist und wie notwendig er die seelische Zuwendung braucht. Spätestens im Heilfasten muss dieser Kontakt gefunden werden. Erst dann schafft es umfassende Gesundheit.

Bewegungstherapie, während des Fastens unabdingbar

Ausreichende Bewegung beim Heilfasten ist wichtig

Heilfasten kann nur dann so positiv verlaufen wie beschrieben, wenn durch ausreichend Bewegung die Muskulatur so gefordert wird, daß sie unter dem Fasten nicht übermäßig abgebaut wird.

Über Jahrtausende waren die Menschen täglich zehn bis zwölf Stunden körperlich aktiv, heute sind sie dies nur noch 20 bis 30 Minuten. So hat die Weltgesundheitsorganisation WHO den Weltgesundheitstag im Jahr 2002 unter das Motto gestellt: »Gesund leben – in Bewegung bleiben«, denn 80% der Erwachsenen bewegen sich nicht ausreichend!

WHO-Studien zeigen, dass weltweit jährlich etwa zwei Millionen Menschen an den Folgen ihrer Trägheit sterben

WHO-Studien zeigen, dass weltweit jährlich etwa zwei Millionen Menschen an den Folgen ihrer Trägheit sterben. Jede dritte Krebserkrankung könnte durch mehr körperliche Aktivität, eine gesunde Ernährung und normales Körpergewicht verhindert werden. Die WHO hält mangelnde Bewegung, schlechte Ernährung und Tabakkonsum für die Hauptursachen von bis zu 80 Prozent der frühzeitigen Herzerkrankungen.

Warum Bewegung so wichtig ist

Regelmäßiger Sport kann das Risiko, an bestimmten Krebsarten zu erkranken, um 10 bis 70 Prozent reduzieren, wie Studien zeigen. Vor allem dem Kolonkarzinom, aber auch dem Mamma- und Prostatakarzinom kann durch intensive, angepasste Bewegung vorgebeugt werden.

Bewegung ganz allgemein wie Gehen, Wandern, Schwimmen, aber auch Arbeiten, die beispielsweise mit körperlicher Bewegung einhergehen, wie Haus- oder Gartenarbeit und besonders professionelle Bewegungstherapie (Physiotherapie) nimmt nicht nur Einfluss auf den Stütz- und Bewegungsapparat und die Bewegungsentwicklung und -kontrolle, sondern darüber hinaus auf die inneren Organe, die Haut und die Hirnaktivität und mehr.

Regelmäßiges körperliches Training senkt den Blutdruck bei Hypertonie, aber auch bei Übergewicht. Die Blutdrucksenkung ist stärker als die bei einer Alkohol- oder Salzreduktion.

Regelmäßiges Ausdauertraining senkt Blutdruck und Blutfettwerte, verbessert die Glukosetoleranz und wirkt sich positiv auf psychische Krankheiten und Schlafstörungen aus.

Krafttraining führt zu einer Optimierung des Muskelkorsetts und damit des Gelenkschutzes, der Knochendichte und reduziert das Frakturrisiko.

Die professionelle Physiotherapie harmonisiert und optimiert die Bewegungsabläufe

Die professionelle Physiotherapie harmonisiert und optimiert die Bewegungsabläufe, fördert den Muskelaufbau und den optimalen Muskelhalt und gibt damit Gelenkschutz und sorgt so auch wieder für mehr allgemeine Fitness. Sie kompensiert die Abnahme der körperlichen Leistungsfähigkeit sowie der Leistungsfähigkeit von Herz, Kreislauf und Atmung.

Alter ist kein Hindernis für eine erfolgreiche Bewegungstherapie

Alter ist kein Hindernis für eine erfolgreiche Bewegungstherapie, wenn die notwendige Sicherheit durch professionelle Hilfe gewährleistet ist. Altersbedingtem Nachlassen der Muskelkraft, des Gleichgewichts und der Balance kann entgegengewirkt werden.

Bis ins hohe Alter gibt es eine positive Veränderbarkeit von Organ- und Denkfunktionen. Dies bewies Prof. Andreas Kruse, Gerontologe in Heidelberg anlässlich der Tagung »Gesund altern – Stand der Prävention und Entwicklung ergänzender Präventionsstrategien« in Berlin 2002. Beispiel: Ein Krafttraining dreimal pro Woche führt bei Menschen im Alter zwischen 86 und 96 Jahren zu einem Kraftzuwachs von 60 bis 370 Prozent. Beispiel: Untrainierte 60-jährige können nach zwölfwöchigem Krafttraining die Leistungsfähigkeit eines untrainierten 40-jährigen erreichen. Ähnliches gilt für geistige Aktivität.

Was wir unseren Patienten mitgeben

Die Heilfasten-Therapie ist mit dem Fastenbrechen keineswegs zu Ende. Dem Fasten folgen die nicht minder wichtigen Aufbautage, die genauso lange dauern wie das Fasten selbst. Wenigstens sechs Tage davon sollten noch in der Klinik verbracht werden, damit dem Fasten ein nachhaltiger und bleibender Erfolg beschieden ist. Würde der Patient sich nämlich unbesonnen auf das Essen und in die Arbeit stürzen, die falschen Speisen – etwa Fleisch und Fett – zu sich nehmen und sich verstärktem Stress ausliefern, dem er während des Fastens so erfolgreich entkommen war, dann wäre es sehr schnell vorbei mit dem erfahrenen Wohlgefühl, mit dem Erlebnis der Befreiung. Er müsste die Unbeherrschtheit mit erheblichem Missbefinden, im schlimmsten Fall sogar mit einem Rückfall in die Krankheit büßen. Die Nahrungsaufnahme nach dem Fasten bedeutet für den Organismus zunächst eine Belastung. Er hat erhebliche Anpassungsarbeit zu leisten. Deshalb muss er sehr behutsam an die Nahrung herangeführt werden.

Die Heilfasten-Therapie ist mit dem Fastenbrechen keineswegs zu Ende

Der Organismus muss nach dem Fasten sehr behutsam an die Nahrung herangeführt werden

Um diese Rückgewöhnung zu erleichtern und dem Patienten genau das zu geben, was er in dieser Phase braucht – um ihm auch beizubringen, wie eine gesunde Nahrung überhaupt aussieht –, haben wir Fastenärzte in jahrzehntelanger Erfahrung Diätpläne entwickelt, die genau dem weiteren stufenweisen Aufbau und den besonderen Bedürfnissen des Körpers nach dem Fasten entsprechen.

Die ersten Aufbautage

Die erste Phase des Aufbaus mit den beschriebenen 6 Aufbautagen nach dem Fastenbrechen – an diesem Tag enthält die Nahrung circa 700 Kilokalorien – muss auf jeden Fall in der Klinik durchgeführt werden, wie auf Seite 85 beschrieben.

Dieses Essen wird in der Regel von denen, die gefastet haben, als überaus reichlich empfunden. Manch einer isst sogar nur einen Teil davon.

In diesen ersten Aufbautagen werden Fisch und Fleisch noch ganz ausgespart. Eiweiß bekommt der Körper in Form von Molke oder Quark, später auch Käse und Milch.

Nach Hause zurückgekehrt muss der ehemalige Patient aber nun keineswegs Vegetarier werden, sondern er soll ruhig das essen, was ihm schmeckt – dabei aber einige der wichtigsten Regeln einer gesunden Ernährung einhalten.

Zwei Kilogramm Gewichtszunahme sind normal

Die erste Gewichtszunahme deutet nicht auf ein Fettpolster hin

Zunächst muss der »Nachfastende« wissen, dass sich sein Körpergewicht innerhalb von etwa 14 Tagen wieder um etwa zwei Kilogramm erhöhen wird. Das sind nicht bereits neue Fettpolster, sondern es handelt sich bei diesem zusätzlichen Gewicht ganz einfach um die Magen-Darmfüllung mit der Nahrung und um geringfügige Wasseraufnahmen durch das Gewebe. Eine Gewichtszunahme bis zu zwei Kilogramm ist also kein Grund zur Beunruhigung, sondern etwas ganz Normales. Danach sollte das Körpergewicht allerdings nicht mehr ansteigen. Schon bei der Aufnahme des Patienten berechnen wir sein ganz persönliches individuelles Normalgewicht unter Berücksichtigung seiner Größe und Statur. Das kann unter Umständen von den üblichen Tabellen mit einem fixen Normalgewicht bei gleicher Größe abweichen. Ein eher untersetzter Typ wäre bei diesem Gewicht geradezu untergewichtig. Er könnte dieses »Ideal« deshalb auch nicht ohne erhebliche Schwierigkeiten halten.

Das errechnete persönliche Normalgewicht sollte nach der Heilfasten-Therapie eingehalten werden

Das errechnete, persönliche Normalgewicht sollte nach der Heilfasten-Therapie aber eingehalten werden. Das bedeutet: Der Heimgekehrte muss fortan täglich mit der Waage leben. Der Schritt auf sie zur Gewichtskontrolle muss selbstverständlich werden, weil es ungemein wichtig ist, dass kleine Fehler umgehend korrigiert werden.

Das Leben soll und darf nicht aus ständigem Verzicht bestehen

Das Leben soll und darf nicht aus ständigem Verzicht und belastendem Nichtgönnen bestehen. Deshalb sagen wir immer: »Sie dürfen schon einmal, wenn es Ihnen so richtig schmeckt, nicht jeden Bissen zählen. Aber halten Sie sich daran, dass Sie am nachfolgenden Tag die Bilanz wieder korrigieren. Das heißt beispielsweise: Isst man etwa an einem Festtag das Doppelte von dem, was richtig wäre, dann lässt man am nächsten Tag eben eine Mahlzeit ausfallen.«

In jeder Woche einen Obsttag einlegen

Das Gleichgewicht zwischen Nahrungsaufnahme und Bedarf ist dann relativ leicht zu halten, wenn man in jeder Woche einen Obsttag einlegt. An diesem Tag sollte man nichts anderes verspeisen als etwa drei, vier Äpfel, nichts anderes trinken als Mineralwasser oder Tee. Für Empfindliche hat sich ein Gemüsetag bewährt, bei dem zum Frühstück zwei gekochte Mohrrüben gegessen werden. Mittags gibt es wieder gekochte Mohrrüben und dazu einige sehr dünne Scheiben

Das Kalorienkonto sollte im Gegensatz zum Bankkonto rote Zahlen aufweisen

Zucchini, abends gedünsteten Spinat, garniert mit dem Eiweiß eines gekochten Eies. Hat man sich erst einmal an solche Tage gewöhnt, empfindet man sie geradezu als Erholungstage, die man nicht mehr missen möchte. Beginnt man damit nach dem Heilfasten noch während der Aufbauphase, bereiten sie in aller Regel nicht die geringsten Schwierigkeiten.

Unser Grundsatz für die Ernährung lautet: Das Kalorienkonto sollte im Gegensatz zum Bankkonto rote Zahlen aufweisen: weniger einnehmen, mehr verbrauchen!

Deshalb geben wir den Heimkehrenden auch den dringenden Rat mit: Gehen Sie täglich – ganz unabhängig vom Wetter – eine volle Stunde spazieren. Und zwar so zügig, dass Sie dabei etwas aus der Puste geraten.

Unsere Essensregeln

Unverändert gilt: Frühstücken Sie wie ein König. Speisen Sie mittags wie ein Bürger, abends wie ein Bettler

Unverändert gilt: Frühstücken Sie wie ein König. Speisen Sie mittags wie ein Bürger, abends wie ein Bettler. Ganz aktuell und empfehlenswert ist das so genannte »Dinner-Cancelling« am Abend, wenn nicht täglich möglich, doch ein bis zwei Mal pro Woche. Die Phase, in der das Wachstumshormon gebildet wird, verlängert sich durch die längere Nahrungspause. Mehr Gesundheit, bessere Regeneration und damit langsameres Altern sind die positiven Effekte dieser Maßnahme.

Als Regeln für eine gesunde Ernährung geben wir unseren Patienten die Empfehlung der Deutschen Gesellschaft für Ernährung mit auf den Weg: Täglich fünf Portionen Obst und Gemüse über den Tag verteilt. Das erscheint auf den ersten Blick unmöglich, ist jedoch so, wie wir es empfehlen, relativ leicht umzusetzen.

Täglich fünf Portionen Obst und Gemüse über den Tag verteilt

1. Portion: Zum Frühstück ein Glas Frucht- oder Gemüsesaft
2. Portion: zwischen Frühstück und Mittagessen einen nicht zu großen Apfel oder eine nicht zu große Mohrrübe oder anderes Obst oder Gemüse nach Wahl. Portionsgröße entsprechend der Menge eines Apfels
3. Portion: Mittags einen Salat als Vorspeise vor dem Hauptgang
4. Portion: Nachmittags einen Obst- oder Gemüsesaft
5. Portion: Abends Tomaten, Gurken oder Radieschen als Snack oder Salat oder Obst oder Gemüse, oder Obst- oder Gemüsesaft

Die sekundären Pflanzenstoffe, die die Pflanzen zum Selbstschutz produzieren, schützen auch uns bis zu einem gewissen Grad vor Schäden durch die Sonne, vor Zellschäden ganz allgemein und vor Infektionen und sie normalisieren den Fett- und Zuckerspiegel und noch vieles mehr.

Variieren Sie Ihre Kost, achten Sie vor allem darauf, dass sie nicht zu einseitig wird

Variieren Sie Ihre Kost, achten Sie vor allem darauf, dass sie nicht zu einseitig wird. Jede Eintönigkeit im Essen ist zugleich gesundheitsgefährdend. Verzehren Sie möglichst viel »lebendige« Nahrung, das bedeutet: Frischkost, rohes Gemüse, möglichst frisches Obst. Wenigstens einmal am Tag sollte die gekochte Nahrung mit etwas Frischem, Ungekochtem ergänzt werden. Bedenken Sie aber, dass Frischkost, wie alles Hochwertige, sehr empfindlich ist und seine »Vitalstoffe« an der Luft, im Licht, in der Hitze schnell verliert. Besorgen Sie sich deshalb Frischkost für jede Mahlzeit frisch. Gelagert hat sie nur noch einen Bruchteil ihres ursprünglichen Wertes.

Ergänzen Sie zumindest während der Aufbauphase Ihre Speisen mit Enzymen. Sie fördern die Verdauung und regeln nahezu alle biochemischen Prozesse im Körper.

Hören Sie auf zu essen, sobald Sie die ersten Sättigungssignale verspüren

Vergessen Sie den Erziehungsgrundsatz: »Was auf dem Teller liegt, wird gegessen!« Hören Sie auf zu essen, sobald Sie die ersten Sättigungssignale verspüren. Es ist besser, das, was zu viel wäre, wird weggeworfen, als dass Sie es als Ring um die Taille oder als Gesäßpolster wiederfinden, und es so Ihre Gesundheit ruiniert.

Meiden Sie beim Essen jede Hetze

Meiden Sie beim Essen jede Hetze, und speisen Sie nicht »nebenher«. Die Verdauung beginnt im Mund. Deshalb ist es nötig, jede Speise gründlich zu kauen, gut einzuspeicheln. Wer sich dem Geschmack der Speisen liebevoll widmet, langsam und schweigend isst, wird auch am Einfachen wieder Freude haben.

Salz weitgehend durch Kräuter ersetzen

Während des Fastens ist Ihr Geschmackssinn »gereinigt« worden. Er ist wieder in der Lage, feinste Nuancen, die längst verloren waren, wahrzunehmen. Erhalten Sie sich diese Sinnesschärfung, indem Sie das Salz weitgehend durch Kräuter ersetzen und, wenn überhaupt, nur sehr sparsam, ja geizig mit Meersalz oder Diätsalz würzen.

Nach 21 Uhr abends sollten Sie grundsätzlich nichts mehr essen. Es würde nur schlecht verdaut werden und den Schlaf stören.

Entsprechend dem umfangreichen wissenschaftlichen Grundlagenforschungsprogramm von Prof. Pudel, Göttingen ergaben sich folgende Erkenntnisse für Übergewichtige:

- Danach essen Übergewichtige eindeutig erheblich schneller als Normalgewichtige – wir empfehlen, langsamer zu essen
- Können Übergewichtige schlecht zwischen Hunger und Appetit unterscheiden – wir empfehlen, vorgegebene Portionen nicht zu überschreiten
- Lassen sich Übergewichtige durch »äußere« Umstände zum Essen verleiten – wir empfehlen, auf der Hut zu sein, sich bewusst nicht verführen zu lassen
- Reduzieren Übergewichtige ihren Bewegungsumfang zunehmend – wir empfehlen, regelmäßig bewußt mehr Bewegung in den Alltag zu integrieren
- Essen und trinken Übergewichtige häufig mit Suchtcharakter kalorienreiche Nahrungsmittel – wir empfehlen, bewusst weniger Fett zu verwenden, insgesamt auszuweichen auf fettarme Nahrungsmittel und kalorienarme Getränke.

Fallen, in die Übergewichtige leicht tappen

Schränken Sie den Alkoholgenuss ein. Ein kleines Glas Wein täglich für den Mann, ein halbes Glas für die Frau kann allerdings geradezu Medizin sein, aber nur bei gesunder Leber.

Schränken Sie den Alkoholgenuss ein

Und noch ein paar Regeln

Während des Heilfastens ist das Rauchen verboten – für viele Raucher eine günstige Gelegenheit, von der Zigarette wegzukommen, und zwar auf relativ unproblematische Weise.
Führen Sie während des Fastens unsere Nicht-Mehr-Raucher-Therapie begleitend durch. Besprechen Sie dies mit Ihrem Fastenarzt. Wichtig ist nun, dass man nach dem Fasten nicht sofort wieder zur Zigarette

Von der Zigarette endgültig wegkommen

greift, sondern dabei bleibt, sich die erste Zigarette zu verweigern. Situationen der Versuchung sind vor allem Gesellschaften, in denen geraucht wird, der Augenblick nach einem guten Essen, Begegnungen mit Rauchern. Nehmen Sie sich fest vor, die angebotene Zigarette entschieden abzulehnen. Lernen Sie, das Fernsehgerät vernünftig zu benutzen. Das heißt: Sehen Sie nicht jedes Programm bis zum Sendeschluss. Sie müssen vor dem Schlafengehen zur inneren Ruhe finden. Aufregende Fernsehsendungen bei unbeweglichem Davorsitzen stellen aber einen recht hohen Stress dar, der dann abends nicht mehr abgebaut werden kann. Die Folgen sind Schlafstörungen – und Stoffwechselstörungen! Wählen Sie deshalb das, was Sie sehen wollen, gezielt aus, und lassen Sie wenigstens an einem Tag der Woche das Fernsehgerät ausgeschaltet.

Lernen Sie, das Fernsehgerät vernünftig zu benutzen

Wenn Sie sich sehr geärgert haben oder sich in großer Aufregung befanden, dann setzen Sie sich nicht gleich an den Tisch, um eine üppige Mahlzeit hinunterzuwürgen. Besser ist es, Sie reagieren sich zuerst ab, treiben Sport oder gehen zügig spazieren. Solange man innerlich erregt ist, sollte man grundsätzlich nicht essen. Das Essen würde nur schwer im Magen liegen, der sowieso schon erhöhte Blutzuckerspiegel würde noch mehr ansteigen und massive Insulinausschüttungen bewirken.

Nach Ärger nicht sofort essen

Beispiele für Fastentage zu Hause

Es wurde schon darauf hingewiesen: Das Heilfasten ist nur unter Betreuung des Fastenarztes möglich.
Ein einzelner Entlastungstag, gelegentlich zu Hause

eingeschoben, kann jedoch problemlos ohne ärztliche Kontrolle durchgeführt werden, ohne dass eine Schädigung zu befürchten wäre. Richtig durchgeführt wird er zu einem Heiltag. Am besten wählen Sie dazu einen Tag aus, an dem Sie sich ein wenig Ruhe gönnen können.

Ein einzelner Entlastungstag, kann problemlos ohne ärztliche Kontrolle durchgeführt werden

Es gibt einen sehr einfachen Weg, den Erfolg des Heilfastens zu Hause zu festigen – den gelegentlichen Entlastungstag zu Hause, der nicht mit einem Hungertag verwechselt werden darf und der problemlos ohne ärztliche Kontrolle durchgeführt werden kann.

Beginnen Sie damit, wöchentlich oder wenigstens einmal im Monat einen Tag festzulegen, an dem Sie sich auf wenige, frische und biologisch hochwertige Nahrungsmittel beschränken ohne Salz und Fettzugabe. An diesem Tag sollten Sie gut 2 $^{1}/_{2}$ Liter Flüssigkeit in Form von Mineralwasser, Früchte- oder Kräutertee trinken. Alkohol oder koffeinhaltige Getränke sind an diesem Tag tabu.

Der erste Entlastungstag könnte ein Apfeltag sein. An diesem Tag ernähren Sie sich beispielsweise nur von frischen Äpfeln, die Sie roh, leicht gebraten oder als Apfelmus verspeisen. Davon dürfen Sie essen, so viel Sie wollen. Trinken Sie an diesem Tag, zeitlich vom Essen verschoben, nur Mineralwasser oder einen leicht abführenden Kräutertee. Dieser Tag ist der denkbar beste Blutreinigungstag.

Der erste Entlastungstag könnte ein Apfeltag sein

Der zweite Entlastungstag könnte ein Reistag sein. Kochen Sie am Vorabend 160 g Reis ohne Salz. Den teilen Sie sich dann am nächsten Tag für fünf kleine Mahlzeiten ein. Einmal verspeisen Sie den Reis mit frischen Kräutern, einmal geben Sie vielleicht ein paar Champignons hinzu, einmal eine frische Tomate. Die-

Der zweite Entlastungstag könnte ein Reistag sein

ser Tag entwässert Ihren Körper und ist deshalb besonders gut für Hypertoniker.

Der dritte Entlastungstag könnte ein Salattag sein

Der dritte Entlastungstag könnte ein Salattag sein. Besorgen Sie sich am Vortag Kopfsalat, Endiviensalat, Brunnenkresse, gelbe Rüben, Sellerie, Gurken, Rote Beete. Kochen Sie nur die Rote Beete, alles andere wird roh geraspelt, aber erst unmittelbar vor der Mahlzeit. Die Salate dürfen mit ein wenig Zitronensaft und ausreichend Olivenöl zubereitet werden. Möglichst kein Salz! Besser wären frische Kräuter. Dieser Tag entschlackt und versorgt Sie mit wichtigen Vitaminen.

Der vierte Entlastungstag könnte ein Sauerkrauttag sein

Der vierte Entlastungstag könnte ein Sauerkrauttag sein. Kaufen Sie ein Pfund frisches Sauerkraut. Einige Gabeln davon verspeisen Sie roh zum Frühstück. Schmeckt wunderbar mit frischer Ananas, soweit verträglich, sonst Apfel. Den Rest kochen Sie und essen ihn warm mit etwas magerer Kalbsfleischwurst. Dies ist ein besonders die Verdauung regelnder, reinigender Tag, sehr gesund für Magen und Bauchspeicheldrüse. Abends Sauerkrautsalat.

Der fünfte Entlastungstag könnte ein Kartoffeltag sein

Der fünfte Entlastungstag könnte ein Kartoffeltag sein. Dreimal täglich etwa 200 g Pell- oder Ofenkartoffeln mit frischen Kräutern, aber auch Kümmel.

Sie sehen, solche Entlastungstage können eine willkommene, angenehme Abwechslung und Entlastung bieten. Wenn Sie einmal damit begonnen haben, werden Sie auf solche Entlastungstage nicht mehr verzichten wollen. Besonders Herz, Kreislauf, Verdauungssystem und Bewegungsapparat werden es Ihnen danken.

Diese Speisepläne sollen nur Beispiele sein, die aufzeigen, wie man einen gesunden Entlastungstag gestalten kann, ohne dass man hungern und auf Essensgenüsse komplett verzichten müsste.

Ganz wichtig ist, dass man wenigstens ab und zu beim Essen die heiße Suppe durch einen Gemüsesalat oder ein Müsli ersetzt. Das ist wesentlich gesünder, nimmt den größten Hunger, so dass man später automatisch weniger isst – und es ist eine Variation, die schmeckt. Denn, um es noch einmal zu betonen: Fasten wird von vornherein unwirksam, wenn es nur Unlust erzeugt!

Die heiße Suppe durch einen Gemüsesalat oder ein Müsli ersetzen

Und auch darauf muss hingewiesen werden: Ein halbes Jahr lang werden Sie sich relativ vorbildlich verhalten, an all das denken, was Sie bei uns gelernt haben.

Achtung: Ein halbes Jahr lang werden Sie sich relativ vorbildlich verhalten, an all das denken, was Sie bei uns gelernt haben

Vorsicht! Wenn Sie nicht aufpassen, kommt dann ein deutlicher Knick mit der Gefahr, in früheres Fehlverhalten zurückzufallen. Kreuzen Sie also von vornherein das kritische Datum in Ihrem Kalender rot an. Legen Sie dann einen Entlastungstag ein mit dem Vorsatz, Bilanz zu ziehen: Wo stehe ich? Was habe ich bereits wieder aufgegeben? Wie steht es um mein Gewicht? Wo muss ich korrigieren?

Viele, die zu uns zurückkehren, berichten nämlich, dass sie eben etwa nach einem halben Jahr nicht mehr auf die Waage gingen. Und damit fängt die Nachlässigkeit im Umgang mit der eigenen Gesundheit an. Dann wächst das Risiko, dass man wieder zu rauchen beginnt, zu viel isst und sich dem längst überwundenen Schlendrian wieder hingibt.

Für nicht eben wenige Patienten ist aus diesem Grund das Heilfasten geradezu zu einer Notwendigkeit geworden, die sie in regelmäßigen Abständen benötigen. Sie kommen alle zwei oder drei Jahre zu uns. Nicht unbedingt, weil sie sich unwohl oder gar krank

Für nicht wenige Patienten ist das Heilfasten geradezu zu einer Notwendigkeit geworden

fühlen würden, sondern weil sie in allererster Linie den Moment der Besinnung, der Bilanzierung, der neuen Ausrichtung brauchen. Es muss, so sagen sie, wieder ein Ruck durch den ganzen Menschen gehen. Es muss ein neuer Anfang gesetzt werden, in dem alles, was sich zwischenzeitlich wieder an Nachlässigkeiten und Schlampereien angesammelt hat, ausgeräumt wird. Diesen neuen Anfang zu setzen gilt, wie könnte es anders sein, für alle Bereiche des menschlichen Lebens. Denn es darf nichts, überhaupt nichts ausgespart werden. Gesund auf Dauer ist nur, wer seine Lebensziele kennt, ein ausgeglichenes, besser noch heiteres Gemüt besitzt und sich vernünftig ernährt.

Nahezu jeder Fastende hat viele neue gute Vorsätze. Weniger essen, mehr bewegen, viel trinken, weniger Stress, mehr positives Denken, nicht mehr rauchen, Alkohol, nur noch in Maßen. Nicht jedem gelingt die Umsetzung. Dauerhafte Hilfe vermag die von uns angebotene *medizinische Hypnose-Therapie* zu vermitteln. Der Fastende ist sehr empfänglich für Hypnose. Der Wunsch nach positiver Unterstützung bei dem Versuch einer Lebensstiländerung und Neuorientierung ist sehr dringlich. Hypnose gibt Hilfe, »gute Vorsätze« Wirklichkeit werden zu lassen. Auch fürt die zeit Daheim wird eine erfolgreiche Anleitung zur eingeübten Selbsthypnose mitgegeben.

Lesetipps

Geesing, H.: »Allergie-Stop. So findet Ihr Immunsystem die richtigen Antworten auf die Umwelt«
Herbig Verlag, München, 3. überarbeitete Auflage 1995.

»Das Leben in Hochform genießen. PEP UP für Körper und Seele. Das neue Ernährungsprogramm«
Herbig Verlag, München, 1992.

»Enzyme. Die beste Waffe des Körpers«
Herbig Verlag, München, 1990.

»Gegen Viren wehren. Nur Ihr Körper kann es – so helfen Sie ihm dabei«
Herbig Verlag, München, 1999.

»Herz-Fit. Nie wieder Herzinfarkt. So halten Sie Herz und Kreislauf immer gesund.«
Herbig Verlag, München, 6. überarbeitete aktualisierte Auflage 2003.

»Immun-Training. So stärken Sie Ihre körpereigenen Abwehrkräfte«
Herbig Verlag, München, 14. komplett überarbeitete und erweiterte Auflage 2002.

»Neue Lebenskraft«
Heyne Verlag, München, 4. Auflage 1988.

»Rheuma – vorbeugen, lindern, heilen«
Humboldt-Taschenbuchverlag, München, 1979.

»Gesundheit aus dem Bauch. Wie Sie Ihren Darm und damit Ihren Körper fit halten«
Herbig Verlag, München, 1993.

Niestroj, I. /Pflugbeil, K. J.: »Aufrecht durchs Leben. Therapie und Training für Wirbelsäule, Gelenke und Knochen«
Herbig Verlag, München, 1998.

»Das innere Dreieck. Leber, Galle, Bauchspeicheldrüse«
Herbig Verlag, München, 1997.

»Immun durch positives Denken. Ein Ratgeber für Kopf und Körper«
Herbig Verlag, München, 1998.

»Vital Plus«
Herbig Verlag, München, 11. Auflage 2002.

Niestroj, I.: »Natürliche Medizin speziell für Frauen. Gesund in allen Lebensphasen«
Herbig Verlag, München, 1997.

»Rheuma Stopp. Gesund durch neue Heilmethoden« Herbig Verlag, München, 2001.

»So gut wie gesund. Das neue Handbuch für Diabetiker.«
Herbig Verlag, München, 1999.

Stichwortregister